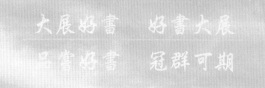

大展好書　好書大展
品嘗好書　冠群可期

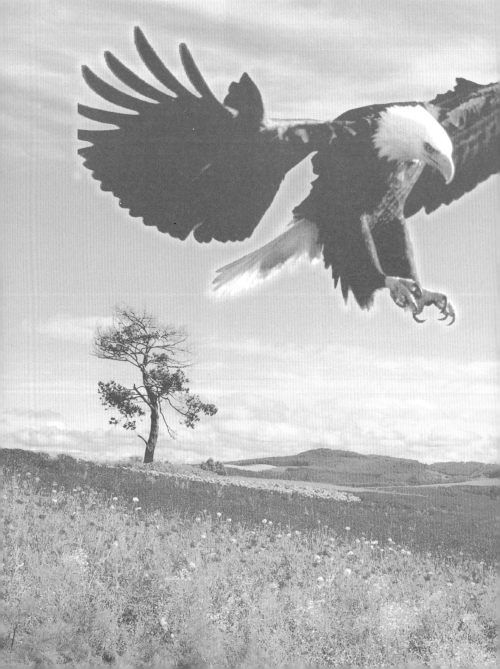

大展好書　好書大展

品嘗好書　冠群可期

健康絕招：03

特效穴
袪病不求人

（一用就靈治病特效穴）

孫呈祥　主編

品冠文化出版社

前·言

　　你是否久坐之後腰椎、頸椎出現痠痛感？你是否知道運動也會造成損傷？你是否想快速找到解決身體不適的方法？如果老中醫告訴你，透過指壓穴位就可以滋養全身，這個方法你會使用嗎？你是否又會因經絡理論的高深、按摩手法的繁複、找準穴位的困難，而無從下手？

　　如何藉助穴位疏通經絡來防病治病，如何記得住、按得準，從而有效地透過穴位來實施保健及治病的作用呢？如果你還為這些問題而困惑，快來看看這本書吧，本書作者有多年的行醫經驗，手把手傳授你一學就會、一用就靈的指壓穴位法，讓你快速找準穴位，又靈活地使用好穴位。

　　每個人都知道，不好的生活習慣會導致疾病的產生，小到手指、毛髮，大到內臟、血管，每一處的疼痛，每一處的問題都會讓生活變得苦不堪言，甚至面目全非。身體發出求救訊號，都可在穴位中找到蛛絲馬跡，傾聽身體的聲音，比機器更靈敏而確實。

　　每一個穴位都具有反射作用，可以反映疾病狀況。平日藉由穴位的刺激，使人體陰陽平衡，天人相應，進而達

到治病和養生保健的目的。萬病由心造，按穴的過程，也是靜心的過程，也是省心的過程。靜靜地按，按的本身就有養息調氣的效果。

從頭到腳的養生穴位，蘊含著代代相傳的保健祛病妙法。本書精選了人體 12 條正經和任督脈上的 150 多個特效穴位，從最基本的穴位手法入手，將神祕、深奧的中醫按摩理論簡單易懂地呈現出來，循序漸進地告訴你如何進行按摩才能達到防病祛疾、保健養生的目的，解除潛藏在身體裏的警報。

圖文並茂、輕鬆活潑的形式，更有利於你的閱讀與學習，讓你及你身邊的人都成為健康的主人。

穴位恰似隨身攜帶的藥囊，人體的每一個穴位如一味中藥，特效穴位如同祛病保健的特效藥方，而這種常見的非藥物綠色保健法，越來越被現代人當作祛病健身的法寶。活到天年的健康祕密，就藏在你自己的身體裏，安全有效的穴位按摩法，不論何時何地，都可以簡單應用。

掌握了經絡養生的學問，掌握了一用就靈的穴位保健法，省錢省力又省心，養生祛病如此簡單。

目·錄

第1章　指壓穴位修復身體正能量

第2章　頭、面部特效保健祛病穴

第3章　頸、肩、胸、腹部特效保健祛病穴

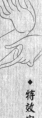

特效穴祛病不求人

第4章　背、腰、臀部特效保健祛病穴

◆ 目錄

第5章　上肢特效保健祛病穴

特效穴祛病不求人

第6章 下肢特效保健祛病穴

特效穴祛病不求人

第 1 章

指壓穴位
修復身體正能量

◆ 解密人體健康經絡地圖 ◆

經絡是人體氣血運行、聯繫臟腑和體表及全身各部位的通道，是人體功能的調控系統。經絡學是人體針灸和按摩的基礎，是中醫學的重要組成部分。

神秘的經絡

「經」，即「徑」，意思是「縱線」，有路徑的意思，主要是指經絡系統中的主要路徑，這些路徑存在於機體內部，貫穿上下，溝通內外；「絡」的原意是「網絡」，簡單說就是「主路」分出的「輔路」，它們存在於機體的表面，縱橫交錯，遍佈全身。

經絡系統的組成

經絡系統由經脈和絡脈組成，經脈包括十二經脈、奇經八脈以及附屬於十二經脈的十二經別、十二經筋、十二皮部；絡脈包括十五絡脈和難以計數的浮絡、孫絡等。

○十二經脈

十二經脈是經絡系統的主體，又稱「正經」。十二經脈分為手三陽經、手三陰經、足三陽經和足三陰經，其名稱分別為手陽明大腸經、手太陽小腸經、手少陽三焦經、手太陰肺經、手厥陰心包經、手少陰心經、足陽明胃經、足太陽膀胱經、足少陽膽經、足太陰脾經、足少陰腎經、足厥陰肝經。

它們分別與各自相表裏的臟或腑相互聯繫。

○奇經八脈

指別道奇行的經脈，包括督脈、任脈、衝脈、帶脈、陰維脈、陽維脈、陰蹻脈、陽蹻脈 8 條。

這 8 條經脈「別道奇行」，不隸屬於十二臟腑，也無相表裏的經脈絡屬，奇經八脈中的任脈和督脈，都有固定的穴位，與十二經脈一起合稱為「十四經」，是經絡系統的主要部分。

○十五絡脈

十二經脈和任、督二脈個別出一絡，加上脾之大絡，共計 15 條，稱為十五絡脈。

十二正經的絡脈從本經發出，走向相表裏的經脈，即陰經的絡脈走向陽經，陽經的絡脈走向陰經。

脾之大絡散佈胸脅，任脈的絡脈散佈腹部，督脈的絡脈聯絡足太陽經。

○十二經別

十二經別是十二正經離、入、出、合的別行部分，是正經深入體腔的分支，匯合成六組，稱為「六合」。

○十二經筋

十二經筋是十二經脈的「經氣」輸佈於筋肉骨節的體系，是附屬於十二經脈的筋肉系統。

○十二皮部

十二皮部是十二經脈功能活動反映於體表的部位。

◆ 瞭解隨身藥囊——身體穴位 ◆

經絡、穴位是人體的「隨身御醫」。頭痛、發熱是疾病中常見的症狀。有時這些症狀去醫院檢查算不上疾病，但是它們的存在確實會使身體不舒服。如果我們掌握了經絡、穴位，就能隨時隨地解決它。

利用經絡、穴位解決日常一些疾病，不但效果顯著，而且實施起來方便、快捷，往往具有手到病除的效果，因而稱其為人體的「隨身御醫」一點都不為過。

穴位是人體的隨身御醫

經絡，這個中國古人發現的貫穿人體的神祕「通道」，深深地吸引著當代人。那麼，什麼是經絡呢？下面，將人體比作地球來說明這個問題。

地球上有經線和緯線，相應地，人體上有縱行的經脈和行走其間起到聯絡經脈作用的絡脈，經脈與絡脈相互交織，共同構成了人體的經絡系統。

人體上的穴位就如同地球上的河流、湖泊。地球上的河流、湖泊，星羅棋佈，滋養著山川樹木，有了河流、湖泊的滋潤，地球上的生命才能欣欣向榮，人類居住的環境才能美好。

穴位，是人體臟腑經絡之氣輸注出入的特殊部位，既是疾病的反應點，又是針灸臨床的刺激點。人體腧穴各有自己的位置。同樣地，穴位分佈於人體的各個部位，氣血津液運行其間，起到滋養人體臟腑、肌肉、骨骼、筋脈的

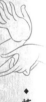

特效穴祛病不求人

作用，穴位裏的氣血津液充足，人的生命才能欣欣向榮。

神奇的穴位

腧穴是人們在長期的醫療實踐中發現的治病部位，是人體臟腑、經絡之氣輸注於體表的特殊部位，又稱為穴位。腧穴的形成和發展共分為三個階段。

○第一階段

遠古時代，當人體某一部位或臟器發生疾病時，在病痛局部針刺、叩擊、按摩、火灸，發現可減輕或消除病痛，這就是中醫理論中的「以痛為腧」。

這種「以痛為腧」所認識的腧穴，是認識腧穴的第一階段，即無定位、無定名階段。

○第二階段

當人們對體表施術部位及其治療作用的瞭解逐步深入，積累了較多的經驗時，發現有些腧穴有確定的位置和主治的病症，並給予位置的描述和命名，這是腧穴發展的第二階段，即定位、定名階段。

○第三階段

隨著對經絡以及腧穴主治作用認識的不斷深化，古代醫家對腧穴的主治作用進行了歸類，並與經絡相聯繫，說明腧穴不是體表孤立的點，而是與經絡臟腑相通的。透過不斷總結、分析歸納，逐步將腧穴分別歸屬各經。這是腧穴發展的第三階段，即定位、定名、歸經階段。

《黃帝內經》論及穴名約 160 個，並有腧穴歸經的記載。晉代《針灸甲乙經》記載全身經穴名 349 個，除論述

了腧穴的定位、主治、配伍、操作要領外，還對腧穴的排列順序進行了整理，為腧穴學理論和臨床應用做出了重要貢獻。

北宋王惟一對腧穴重新進行了考證，撰寫了《銅人腧穴針灸圖經》，詳載了 354 個腧穴，並鑄造銅人兩具，銅人外刻經絡腧穴，內置臟腑。

元代滑壽所著《十四經發揮》記載經穴也為 354 個，並將全身經穴按循行順序排列，稱「十四經穴」。

明代楊繼洲的《針灸大成》記載經穴 359 個，並列舉了辨證選穴的範例，充實了針灸辨證施治的內容。

清代李學川的《針灸逢源》定經穴 361 個，並沿用至今。2006 年 12 月 1 日實施的中華人民共和國國家標準《腧穴名稱與定位》將印堂穴歸入督脈，使經穴數目增加到 362 個。

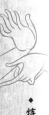

穴位是如何分類的

人體的腧穴有很多，腧穴之間不是彼此孤立，而是互相聯繫的。作用是多方面的，不是單一的。

將具有共性的腧穴加以系統分類，大體可分為十四經穴、奇穴、阿是穴三類。

○十四經穴

又稱「經穴」，指分佈在十二經脈和任、督兩脈上的腧穴，主治本經病症，是腧穴中最主要的部分。

○奇穴

既有一定的穴名，又有明確的位置，但尚未列入十四

經系統的腧穴，因此也叫做「經外奇穴」。

奇穴的分佈比較分散，對某些病症有一定的特異性治療作用，如太陽穴治頭痛、闌尾穴治闌尾炎等。

○阿是穴

俗稱「壓痛點」，古代叫做「以痛為腧」。它既無具體名稱，也沒固定位置，而是以壓痛點或陽性反應點作為腧穴，實際上是尚未命名的腧穴，是經穴產生的基礎。

穴位中的特定穴

○原穴

原穴是臟腑原氣輸注經過和留止於十二經脈四肢部的12個腧穴。

原穴與臟腑之原氣有著密切的聯繫，《難經・六十六難》說：「三焦者，原氣之別使也，主通行三氣，經歷於五臟六腑。」三焦為原氣之別使，三焦之氣源於腎間動氣，輸布全身，調和內外，宣導上下，關係著臟腑氣化功能，而原穴正是其所流注的部位。因此，原穴主要用於治療相關臟腑的疾病，也可協助診斷。

○絡穴

絡穴是十五絡脈從經脈分出之處的15個腧穴。十二經的絡穴皆位於肘膝關節以下，加上任脈絡穴鳩尾位於腹部，督脈絡穴長強位於尾骶部，脾之大絡大包位於胸脅部。絡穴是絡脈從本經別出的部位，絡穴除可治療其絡脈的病症外，由於十二絡脈具有加強表裏兩經聯繫的作用，因此，絡穴又可治療表裏兩經的病症，如肝經絡穴蠡溝，

既可治療肝經病症，又可治療膽經病症；同樣膽經絡穴光明，既可治療膽經病症，又可治療肝經病症。

絡穴的作用主要是擴大了經脈的主治範圍。

○背俞穴

背俞穴是臟腑之氣輸注於背腰部的 12 個腧穴，位於背腰部足太陽膀胱經的第一側線上，大體依臟腑位置的高低而上下排列。

募穴是臟腑之氣結聚於胸腹部的腧穴，均位於胸腹部有關經脈上，其位置與其相關臟腑所處部位相近。由於背俞穴和募穴都是臟腑之氣輸注和匯聚的部位，在分佈上大體與對應臟腑所在部位的上下排列相接近，因此，主要用於治療相關臟腑的病變。

○郄穴

郄穴是各經經氣深聚的部位，共 16 個腧穴，多分佈在四肢肘膝關節以下。

郄穴是治療本經和相應臟腑病症的重要穴位，尤其在治療急症方面有獨特的療效。如急性胃脘痛，取胃經郄穴梁丘；肺病咯血，取肺經郄穴孔最等。臟腑疾病也可在相應的郄穴上出現疼痛或壓痛，有助於診斷。

◆ 好學易做快速定位取穴法 ◆

以簡單可行的方法，透過手指、身體、姿勢等易於操作且準確定位的比例，可快速找穴、取穴定位。

簡便取穴法

簡便取穴法是一種簡便易行的取穴定位方法。如立正姿勢，手臂自然下垂，中指指端在下肢所觸及處為風市穴，兩手虎口自然平直交叉，一手食指壓在另一手腕後高骨的上方，其食指盡端到達處為列缺穴等。

手指同身寸定位法

患者自己手指的寬度作為標準來對自己測量並取穴的方法。因為人的手指與身體其他部分有一定的比例，故臨床上用患者的手指比量取穴。

一般規定食、中、無名和小指伸直併攏時，大拇指的寬度為 1 寸；以患者中指中節橈側兩端紋頭（拇、中指屈曲成環形）之間的距離作為 1 寸（1 寸約為 3.33 公分）；食指、中指、無名指併攏，其橫寬面約為 2 寸。

自然標誌取穴法

根據人體自然標誌而定取穴位的方法稱「自然標誌取穴法」。

人體自然標誌有兩種，一種是不受人體活動影響而固定不移的標誌；另一種是需要採取相應的動作姿勢才會出

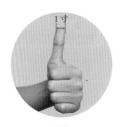 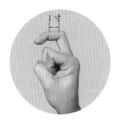 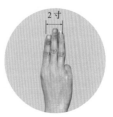

拇指同身寸　　　　　　中指同身寸　　　　　　横指同身寸

現的標誌：包括皮膚的皺襞、肌肉部的凹陷、肌腱的暴露處以及某些關節間隙等，稱為「活動標誌」。

透過體表標誌尋找穴位

以人體體表的各種解剖標誌作為依據而取穴的方法。

1. 頭部以五官、眉毛和髮際為標誌。如在兩眉之間取印堂穴。

2. 背部以脊椎棘突和肋骨等為標誌。如肋弓下緣水平相當於第 2 腰椎；第 7 頸椎和第 1 胸椎之間取大椎穴。

3. 胸腹部以乳頭、胸骨劍突和臍孔等為標誌。如劍突與臍連線中點取中脘；兩乳頭之間是膻中穴。

4. 四肢以關節、骨踝為標誌，如陽陵泉穴在腓骨小頭前下方等。

利用特殊姿勢定位置

特殊姿勢取穴定位是以被按摩者處於某種特殊姿勢時所出現的標誌作為取穴的依據。如曲池穴在屈肘時的肘橫紋外側端後 5 分處；解谿穴在足背屈時足背與小腿交界處的兩筋之間；曲泉穴在屈膝時膝內側的橫紋端取之。

◆ 特效穴祛病不求人

◆ 手到病自除的 12 種按摩手法 ◆

透過有效的正確的按摩手法，利用人體頭部、手部、胸部、腰部、腿部等特效穴位來防病、治病。

按 法

用手指、手掌、肘或足按壓身體某一部位的一種手法。按壓的深度可淺到肌肉，也可深達骨骼、關節、內臟。按壓的方向要垂直，按壓的力度要由輕到重，有節奏地按壓。

按法分為指按、掌按、肘按、踩壓4種操作法。

○指按法

用拇指指腹按壓，多用於穴位的按摩，按壓的力量以有發脹、發酸的感覺為度。

○掌按法

用掌心或掌根按壓，多用於面積較大的部位，如腰、背、腹部。

▼ 指按法

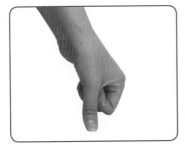

▼ 掌按法

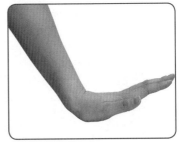

○肘按法

用屈肘的頂部按壓，多用於軟組織豐滿的深在部位，如腰、臀部或大腿等。

○踩壓法

用足踩壓的一種按法，用於腰、臀、大腿等部位。

▼肘按法

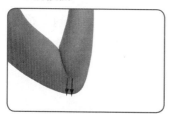

▼踩壓法

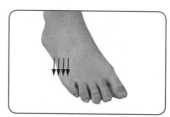

揉　法

用手指螺紋面、掌根、掌面或大魚際定於穴位上，做輕柔緩和的迴旋揉動。

○指揉法

用拇指指腹或食指、中指指腹揉動體表的穴位。

○掌根揉法

用手掌掌根在體表的腰、腹、四肢等處揉動。

○大魚際揉法

用大魚際揉動體表的方法。

▼指揉法

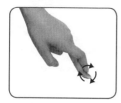

▼掌根揉法

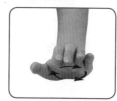

▼大魚際揉法

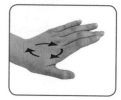

摩　法

以掌面或指面附著於穴位表面，用腕關節連同前臂做順時針或逆時針環形有節律的摩動。此法應緩慢柔和。

○指摩法

常用於眼睛周圍。

○掌摩法

常用於腹部。

○掌根摩法

常用於頭、背、腰、臀部。

▼指摩法

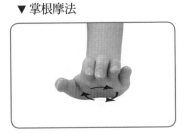

▼掌摩法

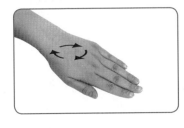

▼掌根摩法

拿　法

用拇指與中指、食指或拇指與其餘四指形成弧形（如對拿內關、外關穴），做對稱用力、一鬆一緊的拿按動作。常用於四肢部的穴位。

有疏通經絡、調和陰陽、祛風散寒的作用。

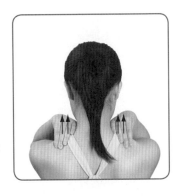

擦 法

用掌根或大、小魚際或四指併攏，著實於一定部位上，沿直線做上下或左右擦動。

擦法可分為掌擦、大魚際擦和側擦 3 種，有益氣養血、活血通絡、寬胸理氣、疏肝解鬱、祛風除濕、溫經散寒的作用。

▼掌擦法

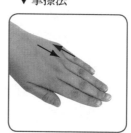

○掌擦法

手掌伸直，用掌面緊貼於皮膚，做上下或左右方向的連續不斷的直線往返摩擦。

適用於肩背、胸腹等面積較大而又較為平坦的部位。

○大魚際擦法

掌指併攏微屈，用大魚際及掌根部緊貼皮膚，做直線往返摩擦。本法接觸面積較小，適用於四肢部。

○側擦法

手掌伸直，用小魚際緊貼皮膚，做直線往返摩擦。適用於肩背、腰骶及下肢部。

▼大魚際擦法

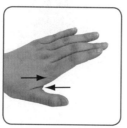

▼側擦法

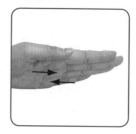

推　法

最常用的手法之一，方式很多，主要有以下兩種。

○一指禪推法

又叫指推法。用拇指的指峰著力於治療的部位或穴位上，沉肩垂肘，以腕關節為主動，做往返不斷地有節律的擺動，多用於頭部和腹部，有理氣活血、通經活絡、消腫止痛的作用。

○掌推法

用一手掌或雙手掌緊貼皮膚，向前推擠肌肉，有行氣活血、解痙止痛的作用。

▼ 一指禪推法

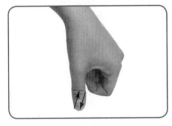

▼ 掌推法

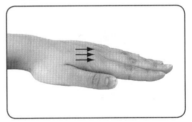

擊　法

用掌根或大、小魚際或拳叩擊體表，往往兩手同時叩擊，有舒筋活絡、調和氣血、緩解肌肉痙攣等作用。

▼ 掌根擊法

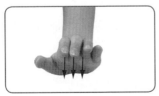

▼ 側擊法

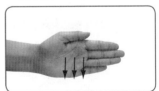

▼ 合掌擊法

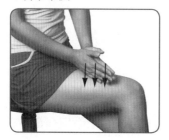

▼ 拳擊法

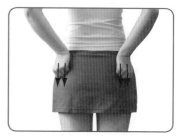

搓　法

手指併攏，雙手掌面夾住下肢，由上向下搓，或按於某一部位做上下或往返搓揉。搓法常與擦法結合，如搓擦湧泉穴，具有疏通經絡、行氣活血、舒鬆肌肉等作用。

▼ 搓法

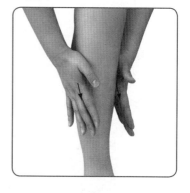

點　法

用指端或器具尖端，固定於體表某個部位或穴位上點壓的方法，適用於四肢和腰背、臀部穴位，分為拇指點法、屈指點法和三指並點法，有疏通經脈、祛風散寒、開導閉塞等作用。

○拇指點法

用拇指指端著力點穴位，點按時拇指與施術部位呈80°。

◆ 特效穴祛病不求人

○屈指點法

用掌指關節背側面凸起處點穴的方法。

○三指並點法

用三指點體表某部的方法，即食、中、無名指指端併攏，用指端點壓於經絡上，定而不移。

▼拇指點法
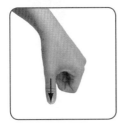

▼屈指點法
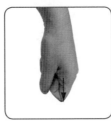

▼三指並點法
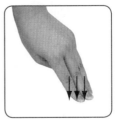

揪　法

用拇指與食指指腹，或食指第二節側面，或食指、中指指腹對合呈鉗狀，夾捏住皮肉、肌筋，捏而提起，隨即使肌筋滑脫離去，並使之「咯咯」作響。

▼揪法
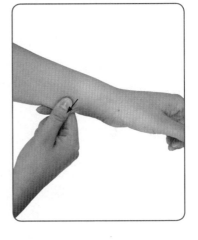

快速提捏，快速滑脫，如此反覆操作，以局部呈紫紅色或潮紅色為度。此法有清熱解表、疏通經絡、引邪外出、祛風散寒等作用。

啄　法

用雙手或單手，手指自然屈曲，指端並齊，以諸指端為著力點，以腕部自然地上下屈伸擺動，使指端著力於施術部位的經脈、穴位上啄擊，猶如鳥類啄食。

輕啄偏於興奮，重啄偏於抑制。此法有通經活絡、祛風散寒等作用。

拍　法

手指併攏，拍打身體某部位。其力量根據部位的不同而定，如頭、頸部宜輕，腰臀及下肢宜重，適用於身體各部位，有疏通經絡、活血化瘀、通調全身氣血等作用。

刮　法

左、右手食指屈成弓狀，以食指的內側面緊貼某一穴位或部位，向旁邊刮抹，常用於眼周部位和額部，有疏通局部氣血、醒腦明目等作用。

▼ 啄法

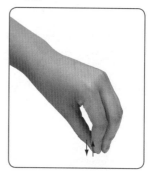

▼ 拍法

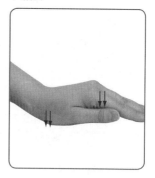

▼ 刮法

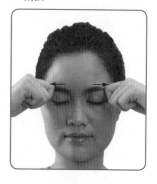

第 2 章

頭、面部
特效保健祛病穴

◆ 百會穴──緊急救治高血壓危象 ◆

百會穴，又叫「巔上」、「天滿」，歸屬督脈。正坐位，於前、後髮際連線中點向前 1 寸處是穴；或在兩耳尖連線與頭部正中線的交點處取穴。

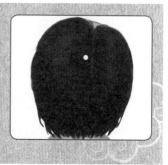

調節陰陽及大腦的要穴

「腦為髓海」，「其氣上輸腦蓋百會穴，下輸風府也」。百會居於巔頂，與腦部緊密聯繫，且為督脈經穴，歸屬於腦，是調節大腦功能的主要穴位。人體頭部是陽氣的會聚之所，是百脈的交會之處，位於頭部的百會穴，陽中寓陰。因此，它不僅能通達陽脈還能聯絡陰脈，從而聯貫全身，調節機體陰陽平衡，養身防病。

百會穴主治中風失語、癲狂、眩暈、鼻塞、頭痛、頭暈、耳鳴、脫肛、陰挺、痔瘡等病症。

緊急處理高血壓危象

高血壓患者常在不良誘因的影響下，血壓突然升高，進而出現頭部暈痛，突然視物不清甚至失明等症狀，這就是醫學上所說的高血壓危象。對高血壓危象所產生的嚴重頭痛，可用針刺百會穴使之出血以緩解。如果患者同時抽搐，可手掐合谷、水溝穴以配合治療。

掐揉百會，調節心腦

想改善頭痛，可掐揉百會穴，改善患者腦組織中的含氧量及血流量，達到通絡止痛的效果；如果想恢復腦細胞活性，也可掐揉百會穴。

【具體方法】被施術者取座位，按摩者在其身後，用拇指按壓百會穴 30 秒，先順時針按揉 1 分鐘，然後逆時針按揉 1 分鐘，再配合按揉曲鬢、前神聰和懸釐等穴，改善血液流變學指標，從而達到目的。如果想改善中風症狀，可以掐揉百會穴，同時刺激前頂、四神聰等穴，以調節偏癱者大腦皮質的中樞生物電活動。

現代醫學新用法

百會穴的應用範圍很廣，穴位位於人體頭部巔頂，直通於腦，可提升陽氣，治療脫肛、子宮脫垂、慢性腹瀉等。可使頭腦清醒，具有提神功效，對於精神、神經疾病所引起的身體不適，如失眠、健忘、頭痛、眩暈、眼睛疲勞、中風失語都能加以緩解，也可治療各種神志病，如癲狂、癲癇。也能緩和各種疼痛症狀。

功效指壓

端座位，以一隻手的食指或中指指端進行按壓，指壓該穴位時，酸脹感明顯，並有向全頭放射的感覺。指壓時，以手臂發力，透過手指將力量作用於著力部位，按揉 3～5 分鐘，早晚各一次，可兩手交替操作。

◆ 神庭穴——保健大腦顯身手 ◆

腦為元神之府，穴居額上，額又稱天府，故名神庭。正坐或仰臥位，於前髮際中點直上 0.5 寸處取穴。如無前髮際時，可先取百會，向前 4.5 寸即是本穴。

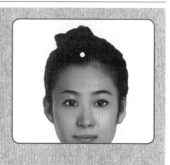

提神健腦特效穴

神庭穴是保健大腦的有效穴位。當工作累了的時候，順手按揉一下神庭穴，頓時就會感到清醒了很多，省力又省時間。除此之外，神庭穴對於頭面五官病以及神志失常的疾病都有預防和治療作用。

現代醫學新用法

現代常用於治療神經系統疾病，如神經性頭痛，高血壓，精神病，神經官能症，癔症（歇斯底里），腦血管意外後遺症，以及神經性嘔吐，心動過速，感冒，鼻炎等。

功效指壓

端坐或仰臥，以食指或中指指腹點揉神庭穴。點揉的手法要均勻、柔和、滲透，使力量深達深層局部組織，以局部有酸脹感為佳，點揉時切忌摩擦頭皮或頭髮。早晚各一次，每次點揉 3～5 分鐘，可兩手交替操作。

特效穴祛病不求人

◆ 頭臨泣穴──暢通鼻竅的特效穴 ◆

頭臨泣穴位於瞳孔直上，入髮際五分陷者中。此穴出自《針灸甲乙經》的「頰清，不得視，口沫泣出，兩目眉頭痛，臨泣主之」。正坐仰靠或仰臥位取穴。神庭穴與頭維穴連線的中點處，或瞳孔直上，入前髮際 0.5 寸。

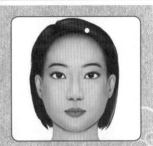

疏通鼻塞，保障呼吸暢通

大多數人都有過鼻子不通氣，其原因可能是患感冒或鼻炎所致。雖然在鼻子旁邊有穴位可以治療這種鼻病，但在離鼻子比較遠的部位─瞳孔直上前髮際稍偏上的部位，有個凹陷的地方─頭臨泣，按揉這個穴位對治療鼻部不適也能收到意想不到的效果。

此穴不僅能治療鼻病，還能治療局部的頭痛、眼病，以及小兒急驚風等疾病。

功效指壓

正坐，舉起雙手，指尖向上，掌心向內，以中指或食指指腹點揉兩側頭臨泣。點揉時指腹緊貼頭皮，避免指腹與頭皮或頭髮形成摩擦。點揉該穴時力度要均勻、柔和、滲透，以有酸脹感為佳。每天早晚各一次，每次 3～5 分鐘，一般雙側頭臨泣穴同時點揉。

◆ 印堂穴──好找易用的美容穴位 ◆

印堂穴是人體面部的重要穴位，位於兩眉連線的中點上，也就是人們常說的「眉心」。取穴時，最好仰面或仰臥。本穴具有「清頭明目、通鼻開竅」的功用。

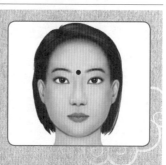

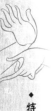
每天推揉，消斑保養有特效

面部保養的穴位按摩法很多，但只要記住印堂與四白穴這兩個穴位，將這兩個穴位結合按揉，每天堅持，可消除臉部色斑。按摩時，先用食指點壓四白穴，再輕揉，如此重複 3～5 次，然後再點壓印堂穴 3～5 次即可。

推壓印堂，抬頭沒有「紋」

按摩印堂穴可延遲或消除抬頭紋的產生。印堂的按摩法有很多，常用的有推拿法和指壓法。推拿法，即用單手拇指對準眉心，在眉心處做大圈兒按摩，直到表皮微微發熱為止；指壓法，即用單手拇指指腹按在眉心上，由輕到重逐漸加力，以個人能承受的酸脹度為宜。

現代醫學新用法

現代常用於治療頭痛、眼睛紅腫、高血壓、失眠、鼻炎等疾病，同時也是美容的常用穴。

◆承漿穴──牙齦腫痛、流口水時找承漿◆

承，承接也；漿，指口中漿液，涎液。喻口中之涎液流出，承接於此處，故名。別名天池、鬼市、垂漿、懸漿。此穴在面部，口唇下當頦唇溝的正中陷處取穴。

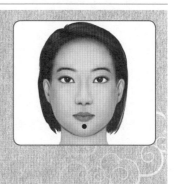

按揉承漿，止住口水

口部諸症都可以取承漿穴進行治療，如各種原因導致的流口水、口歪、牙齦腫痛等，都可以由按揉承漿穴得以解決。

調理任督二脈，治療神經疾病

任脈同督脈相交通，督脈通於腦，本穴歸於任脈，故有開竅醒神、熄風止痙、祛風通絡之功。本穴又為任脈、足陽明經交會穴，具有清熱通絡、消腫止痛之功，主治面腫、齒痛、齦腫、流涎、口舌生瘡、暴喑不言等。

功效指壓

端坐位，以食指或中指指腹點揉承漿穴。點揉的力度輕柔而滲透，不可過度用力，以局部有酸脹感為佳。早晚各一次，每次點揉3～5分鐘，雙手交替操作。

◆ 水溝穴——中暑、昏厥的急救要穴 ◆

中醫認為，水溝是昏厥急救的要穴，有主治中暑、昏迷、癲癇、中風、面部腫脹、腰背痛等症的功效。水溝在鼻子下方，上嘴唇的上方，如果把人面部的這條水溝平分成 3 份的話，水溝穴就在鼻下的 1/3 處。

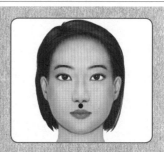

觀「水溝」，辨健康

中醫講究望、聞、問、切，醫者只需這四步就可斷定患者的病灶。其實，不只是醫生，自己也可以透過四診法來瞭解身體的健康狀況。

觀水溝，就是一種簡單有效的辦法。

每個人都可以在自己的水溝溝上讀取到有關健康的訊息：水溝溝清晰勻稱，形狀整齊且居面中，顏色微微透紅，就是正常水溝。

水溝又短又暗則說明心臟不好，易發心絞痛等症；顏色太紅，尤其靠近嘴唇那部分紅得不正常就表示體內可能有瘀血；偏黃則暗示脾胃虛弱；水溝溝肌肉鬆弛，則表明人體脾、腎、氣血都虛弱；水溝溝呈青色，就說明要注意濕寒的侵襲；顏色暗綠，則預示膽有問題；時青時黑則表明肝腎有病；淡白，就是肺的問題；發黑，說明生殖或泌尿系統出現了病變。

中暑、昏厥急救要穴

水溝為督脈經穴，又為督脈與手足陽明之會，督脈為督轄諸陽之經絡而長於陽，以拇指掐壓水溝穴，其內應齦交，齦交穴為督、任、足陽明之會，具有寧神鎮痙之功，任脈統諸陰之血。用手指掐該穴位是一種簡單有效的急救方法，可用於治療中暑、昏迷或全身麻醉過程中出現的暫時性呼吸停止、中毒缺氧或低血壓等症狀。

不過，刺激水溝穴畢竟只是一種簡單的應急手段，如果情況嚴重，應在實施完緊急救助後，立刻聯繫醫院做進一步搶救，以免延誤病情。

刺激水溝，緊急應對休克

刺激水溝不僅會影響人體血壓，還能影響人體呼吸。手掐水溝或針刺水溝，可緩解暫時性呼吸停止狀況。特別是節律性刺激，不僅有利於人體恢復正常的呼吸活動還能為患者提供有利的血壓條件。

【具體方法】以拇指每分鐘掐水溝 20～40 次，每次持續 0.5～1 秒。

現代醫學新用法

可用於昏迷、暈厥、腦卒中、癲狂、癲癇、抽搐、症等的急救。可治療面神經麻痺、口眼喎斜、嘴唇紅腫、牙齒疼痛、鼻塞、流鼻血、腰部急性扭傷、腰背疼痛發僵及遍身水腫等。

◆ 陽白穴——保護眼睛的穴位 ◆

陽，天部也，氣也。白，明亮清白也。該穴名意指膽經的濕冷水氣在此吸熱後脹散。取正坐或臥位取穴。在頭部，瞳孔直上，眉上1寸。

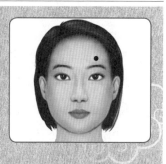

按揉陽白穴，可緩解眼部不適

陽白穴位於額頭兩側，眼睛上方，按揉此穴不但能緩解和治療頭痛，同時，對眼睛也有保護作用，經常按揉，不但可避免前頭痛，還能保護眼睛。

現代醫學新用法

本穴歸於足少陽膽經，可清肝膽之熱，具有袪風通絡、熄風止痙、清熱鎮驚之功，主治頭痛、目眩等。

現代醫學常用於治療神經系統疾病，如神經性頭痛、三叉神經痛、面癱、眼瞼下垂、眩暈、癲癇。

功效指壓

正坐，舉起雙手，指尖向上，掌心向內，以中指或食指指腹輕輕地點揉陽白穴，點揉時指腹緊貼皮膚，不能與皮膚表面形成摩擦，點揉該穴時力度要輕柔、滲透。每天早晚各一次，每次3～5分鐘，一般雙側陽白穴同時點揉。

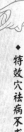

◆ 特效穴袪病不求人

◆ 攢竹穴——制止呃逆，立竿見影 ◆

攢竹穴在眉間凹陷中，因眉似簇聚之竹，故名攢竹。攢竹別名眉本、眉頭、天光、元柱、光明。

取正坐仰靠或仰臥位，在眶上切跡的眉頭凹陷中，按之痠痛明顯處。

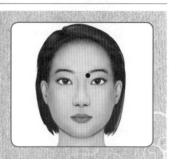

掐按攢竹，止嗝立竿見影

打嗝在中醫中又稱為呃逆，是指喉中「呃呃連聲」，連續不止的現象。掐按攢竹穴，該穴在眉頭凹陷中，內眼角上方，當打嗝不止，難以忍受時，只要用力掐按這個穴位，打嗝多能迅速停止，非常神奇。

現代醫學新用法

現代醫學常用於治療神經系統疾病，如頭痛、眶上神經痛、面神經麻痺、面肌痙攣等，以及腰背肌扭傷。

功效指壓

正坐，舉起雙手，指尖向上，掌心向內，以中指或食指指腹輕輕地點揉攢竹穴。點揉時指腹緊貼皮膚，不能與皮膚表面形成摩擦，點揉該穴時力度要輕柔並滲透。每天早晚各一次，每次3～5分鐘，一般雙側攢竹穴同時點揉。

◆ 睛明穴——眼睛輸送氣血的第一要穴 ◆

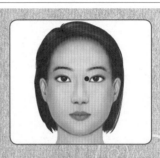

　　睛明穴主治視物不清、眼睛紅腫、近視、色盲、夜盲、內眥癢痛等眼部疾病。此外，還對風寒頭痛有用。此穴不宜灸。睛明穴又叫「淚空」、「淚孔」，在足太陽膀胱經上，為人體腧穴，有「降溫除濕」的功用，它位於雙目內眥外上方的凹陷處。

點按睛明，緩解眼睛乾澀、疲勞

　　「睛明」，顧名思義，就是使眼睛保持明亮的重要穴位。睛明穴位於足太陽膀胱經上，膀胱經的上行氣血借由本穴提供給眼睛。點按睛明穴可疏通膀胱經，保證其氣血源源不斷地流向眼睛，使眼睛恢復濕潤。

　　【具體方法】用雙手拇指或食指指尖在鼻翼兩側取穴，一邊點揉 2～3 秒，一邊吸氣；點揉放手再呼氣，如此重複 36 次即可。

按壓睛明等穴位，輕鬆告別黑眼圈

　　黑眼圈多由眼睛疲勞導致眼周氣血運行不暢、氣血瘀滯引起。按壓睛明等眼部穴位，可加速眼部血液循環，激活眼部細胞，消除瘀滯，使眼睛重新恢復神采。

　　【具體方法】潔面後，在眼部塗上眼霜再進行按摩。

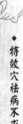

特效穴祛病不求人

眼周肌膚非常薄，非常脆弱，應用力道最小的無名指加以按壓。從瞳子髎開始，依次過球後、四白、睛明、魚腰、迎香這五個穴位，每個穴位停留 3～5 秒即可。再用手指在眼部周圍作「彈鋼琴」的動作，以鞏固效果。

巧用睛明穴「按」走眼袋

眼袋是眼部肌膚的常見問題，表現為眼部肌膚水腫和暗沉。長期用眼或休息不好，使眼部出現疲勞，造成眼周壓力過大，從而使眼部血液循環不暢，導致眼部細胞缺氧，眼部肌肉鬆弛、下垂，形成水腫和暗沉。按摩睛明等眼部穴位，可改善血液循環，供給細胞足夠的氧分和能量，使鬆弛的肌肉重新緊實起來，趕走眼袋。

【具體方法】用雙手手指在兩側睛明穴上重複按壓 10次，再依次重複按壓攢竹、魚腰、絲竹空、承泣這 4 個穴位。

現代醫學新用法

睛明穴是治療眼疾的重要穴位。主治眼疲勞、充血、近視、斜視、夜盲、視力減退。緩和面痙攣、鼻塞、小孩抽筋、驚風。治療過敏性鼻炎，還可美化眼睛。

功效指壓

正坐，舉起雙手，指尖向上，掌心向內，以中指或食指指腹輕輕地點揉睛明穴。點揉時指腹緊貼皮膚，不能與皮膚表面形成摩擦，點揉該穴時力度要輕柔並滲透。每天早晚各一次，每次 3～5 分鐘，一般雙側睛明穴同時點揉。

◆ 絲竹空穴──癲癇患者常按絲竹空 ◆

絲，喻纖細之眉梢；竹，喻眉毛如竹叢；空，指凹陷中之孔穴。穴在眉後陷者中，故名絲竹空。該穴出自《針灸甲乙經》的「絲竹空，在眉後陷者中，足少陽脈氣所發」。在面部，眉毛尾端上下移動時，外側的凹陷處即是。按壓有痠痛感。

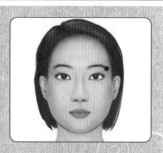

掐按絲竹空，急救癲癇患者

提起羊癇風，大部分人都知道，這種病發作時，患者突然撲倒，兩目上視，角弓反張，身體抽搐，口吐白沫，並發出類似羊叫的聲音，故而民間稱之為「羊癇風」，中醫稱之為癲癇。

這種病發作時，除了即刻把一難以咬斷的硬物放在患者口中──以免患者咬斷舌頭之外，可迅速掐按眉梢凹陷處的絲竹空穴，促進患者的甦醒。對於有癲癇疾病的患者，時常按揉絲竹空穴，有預防的作用。

掐按絲竹空，治療頭痛、目眩

本穴為三焦經終點之穴，由於禾髎穴傳至本穴的氣血極為虛少，穴內氣血為空虛之狀，穴外天部的寒濕水氣因而匯入穴內，穴外的寒濕水氣如同天空中的聲音飄然而

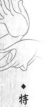

至，故名。絲竹空穴還擅長治療頭痛、目眩、目赤腫痛、眼瞼跳動等頭目病症，以及牙齒疼痛。

該穴出自《針灸甲乙經》的「絲竹空，在眉後陷者中，足少陽脈氣所發」。《備急千金要方》云：「絲竹空，前頂主目上插，憎風寒。」

疏散風熱，定驚安神

本穴歸於手少陽三焦經，具有疏散少陽風熱、清肝明目、通絡止痛之功，主治目赤痛、頭痛、齒痛等。此外，本穴有定驚安神之功，用於治療癲癇等症。

現代醫學新用法

現代醫學常用於治療頭痛、眩暈、結膜炎、電光性眼炎、視神經萎縮、角膜白斑、面神經麻痺、小兒驚風等疾病。可明目止痛，緩解眼睛充血、眼部疲勞、近視、睫毛倒插、眼皮跳動、頭暈目眩、偏頭痛、牙齒疼痛等。對於消除臉部水腫、預防眼袋產生也有不錯的效果。

功效指壓

端坐，用雙手食指或中指指腹按揉眉梢外側的凹陷處的絲竹空穴，痠痛感明顯。每天早晚各按揉一次，每次按揉 2～3 分鐘。同時，配合穴位按摩工具，運用磁場、遠紅外能量對人體的特殊保健及理療作用，對眼部周圍其他穴位進行按摩，能促進眼部血液循環，改善微循環，活化視神經細胞。對視力恢復及眼保健理療效果明顯。

◆ 瞳子髎穴——擦亮「心靈的窗戶」 ◆

此穴在瞳子之外方，眶骨外凹陷中，故名瞳子髎。本穴位居目外眥外側，歸足少陽膽經，為手太陽、手足少陽之會。

正坐仰靠，令患者閉目，當眼角紋之處取穴。

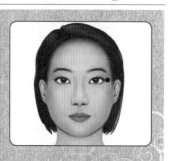

按揉瞳子髎預防各種眼病

在外眼角稍外側的凹陷處有一個穴位——瞳子髎，經常按揉這個穴位可以預防和治療各種眼病。

現代醫學新用法

現代醫學常用於治療視網膜炎、視網膜出血、瞼緣炎、屈光不正、青少年近視眼、青光眼、夜盲症。

功效指壓

正坐，舉起雙手，指尖向上，掌心向內，以中指或食指指腹輕輕地點揉瞳子髎穴。

點揉時指腹緊貼皮膚，不能與皮膚表面形成摩擦，點揉該穴時力度要輕柔並滲透。

每天早晚各一次，每次 3～5 分鐘，一般雙側瞳子髎穴同時點揉。

特效穴祛病不求人

◆ 承泣穴──眼科疾病的專家 ◆

承，指承受；泣，指流淚。此穴是足陽明胃經的首穴，穴在瞳孔下七分，意指泣時淚下，穴處承受之，故名承泣穴。

正坐閉目取穴。在眼球直下、眶下緣凹陷處。

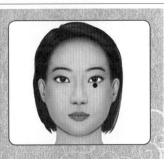

眼科疾病治療專家

本穴位居目下，歸足陽明胃經，為陽蹻、任脈、足陽明之會，具有散風瀉火、通腑洩熱、清肝明目之功，主治目赤腫痛、迎風流淚、夜盲等，是治療目疾之要穴。

現代醫學新用法

用於治療五官科疾病，如急性結膜炎、近視、遠視、視神經萎縮；神經系統疾病，如面肌痙攣、面神經麻痺。

功效指壓

正坐，舉起雙手，指尖向上，掌心向內，以中指或食指指腹點揉承泣穴。點揉時要用巧勁兒，指腹緊貼皮膚，不能與皮膚表面形成摩擦，按揉的力度要均勻、柔和、滲透，不能用蠻力，以免誤傷。早晚各一次，每次點揉或按揉 8～10 分鐘，左右手交替。

◆ 四白穴——美白、護眼特效穴位 ◆

四白穴屬足陽明胃經，具有「散發脾熱，向天部提供水濕」的功用。正坐或仰臥位取穴，當以眼球直下，眶骨下緣按之凹處。

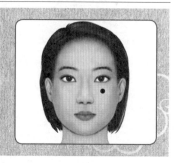

點壓、按揉，美白效果明顯

按揉四白穴，可加速血液循環，保證面部氣血充盈，面部皮膚自然就顯得光彩照人而有彈性，皺紋之類的皮膚問題也就解決了。此外，四白穴還是人體面部美白的特效穴位，俗稱「美白穴」，長期堅持點壓、按揉可改善面部毛孔粗大及色斑等問題。

【具體方法】先以雙手食指稍微用力地點壓在四白穴上，再減輕力道輕揉幾分鐘，堅持一段時間便會收到美白效果。

按揉四白，還你動人雙眸

「四白穴」對我們而言其實並不陌生，從小學開始每天都在接觸它，「眼保健操」的第三節就是「按揉四白穴」，可見四白穴對養護眼睛的重要性。四白穴是明目的特效穴位，經常按摩此穴可提高眼部功能，防治青少年近視及老年人的老花眼，對眼睛脹痛也有效。無病無痛時，按摩此穴位可保持眼睛的水潤、清涼，讓雙眸明亮動人。

四白穴對治療眼部疾病、養護眼睛及眼部肌膚、面部美白有特效，臨床上還用於治療頭痛、眩暈等。

按揉四白，和黑眼圈説拜拜

黑眼圈是用眼過度、眼睛疲勞使眼部血液循環不暢引起的，按揉四白穴可活血化瘀，保證眼部氣血正常運行，補充眼部神經營養，緩解眼部肌肉緊張，消除疲勞。長期堅持按揉四白穴，可防治黑眼圈。按揉四白穴最簡單的方法如做眼保健操一樣，先將雙手食指指腹貼於雙側穴位上，然後稍微施力在穴位上按揉，做足 8 拍即可。

現代醫學新用法

本穴歸足陽明胃經，位居目下，具有清胃瀉火，清熱明目之功，主治目赤痛癢、迎風流淚、目翳等。本穴有祛風通絡、熄風止痙之功，用於治療眼瞼動、眩暈、頭面疼痛等。本穴為眼科手術針麻常用穴之一，現代常用於治療：神經系統疾病，如三叉神經痛、面神經麻痺、面肌痙攣；五官科疾病，如角膜炎、近視、青光眼、夜盲、結膜瘙癢、角膜白斑、鼻竇炎；其他，如膽道蛔蟲症。

功效指壓

正坐，舉起雙手，指尖向上，掌心向內，以中指或食指指腹輕輕地點揉四白穴，點揉時指腹緊貼皮膚，不能與皮膚表面形成摩擦，點揉該穴時力度要輕柔並滲透。每天早晚各一次，每次 3～5 分鐘，一般雙側四白穴同時點揉。

◆ 迎香穴──治療鼻炎的第一要穴 ◆

迎香穴位於手陽明大腸經，連通胃經，大腸經與胃經的經氣在此交會。仰靠或仰臥，鼻唇溝與鼻翼外緣中點水平的交點處取穴。

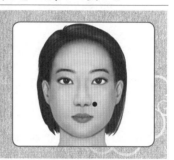

按揉迎香穴，鼻炎大救星

不少人有過這樣的感覺：每逢天氣變冷，就會感到鼻竅不通，呼吸不利，鼻流清涕，嚴重者鼻子不能聞到香臭味，張口呼吸來代替鼻子呼吸，這是患上鼻炎的症狀。

鼻炎本身不可怕，但是因為呼吸不利，會導致大腦供氧不足，引起學習效率降低，注意力、記憶力下降，若任其發展不管不顧，會更加嚴重。

在我們鼻子兩旁各有一個穴位—迎香穴，顧名思義，迎接香氣的穴位，因此該穴位是治療鼻病的特效穴。

側臥按揉迎香穴，輕鬆通鼻塞

俗語云，「不聞香臭取迎香」。感冒、鼻炎等病症經常引起鼻塞，給人們的工作和生活造成諸多不便，特別是夜間鼻塞，嚴重影響睡眠。從中醫角度看，鼻塞就是氣血運行不暢。按揉迎香穴可疏通鼻部經絡，再次打開天地之氣的通道。

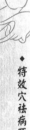

【具體方法】左側鼻塞需向右側臥，再用雙手食指指腹壓住鼻翼兩側的迎香穴，按揉 1～2 分鐘就可立即解除鼻塞。建議按摩後，飲一杯溫水，有通氣之功，可鞏固療效。

點壓迎香，快速止鼻血

中醫認為，鼻出血是內腑燥熱、血氣向上逆行所致。按壓迎香穴並配合孔最穴，可運化氣血，引血歸經，快速止鼻血。

【具體方法】先用雙手的拇指指腹按壓在孔最穴上，再用一個食指按在出血側的迎香穴上，並保持面部上揚的姿勢，1～2 分鐘內，鼻血即可止住。

按壓迎香，除牙痛

迎香穴主治鼻炎類疾病，對感冒、牙痛、口眼喎斜亦有效，配合地倉、四白穴還可治療面部痙攣；配合四白穴還可治療膽道蛔蟲症。中醫學認為，牙痛多由腎氣不足、虛火上浮引起。按壓迎香可抑制胃經濁氣逆行，保證腸經陽氣順利上行，補足腎氣，從而緩解牙痛。

【具體方法】先用拇指在雙側鼻翼上下摩擦 36 次，再用左手的拇指和食指按壓在雙側迎香穴上，共 50 次。

功效指壓

端坐位，兩手的食指或中指指腹同時點揉鼻翼兩側迎香穴，用力適度，以有酸脹感為佳，每次點揉 3～5 分鐘，早晚各一次。

◆ 顴髎穴——祛除「紅臉」有奇效 ◆

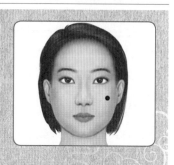

　　顴就是顴骨的意思，髎就是骨頭旁邊或之間的孔洞。顴髎，顧名思義，該穴就是顴骨旁邊的小洞。正坐或仰臥位，於顴骨下緣水平線與目外眥角垂線之交點處，約與迎香同高。

疏通經絡，祛除「紅臉」

　　顴就是顴骨的意思，髎就是骨頭旁邊或之間的孔洞。顴髎，顧名思義，該穴就是顴骨旁邊的小洞。該穴是位於面部的一個較大的穴位，對於面部的疾病，有疏通經絡的作用。此穴對於面部毛細血管表淺，容易出現「紅臉」的人有很好的預防和治療作用，經常按揉顴髎穴，能使面部氣血調和，運行通常，自然就幫您祛除「紅臉」帶來的煩惱。又由於該穴是小腸經的穴位，「小腸主液」，按揉顴髎，還能讓您的臉蛋更加滋潤有光澤，作用不亞於保濕面膜啊！該穴出自《針灸甲乙經》的「顴髎，一名兌骨。在面骨下廉陷者中，手少陽太陽之會」。顴髎，又稱為兌骨、權髎、兌端。

清熱瀉火，治療各種面部疾病

　　本穴歸於手太陽小腸經，具有熄風通絡之功，主治口

特效穴祛病不求人

眼喎斜、眼瞼瞤動等。本穴為太陽、少陽之會穴，可清太陽風熱，瀉少陽風火，具有清熱瀉火、消腫止痛之功，主治齒痛、頰腫、目赤、目黃、面赤、唇腫等。

淡化色斑，美容養顏大穴

此穴為重要的美容穴位。按摩該穴可防止面部肌肉鬆弛，消除細小的面部皺紋，還能夠淡化面部色斑；此外，該穴的鎮痛作用也比較明顯。

現代醫學新用法

本穴歸於手太陽小腸經，具有熄風通絡之功，主治口眼喎斜、眼瞼瞤動等。

本穴為太陽、少陽之會穴，可清太陽風熱，瀉少陽風火，具有清熱瀉火、消腫止痛之功，主治齒痛、頰腫、目赤、目黃、面赤、唇腫等。

現代常用於治療：神經系統疾病，如面神經麻痺、面肌痙攣、三叉神經痛；五官科疾病，如牙痛等。

功效指壓

正坐，舉起雙手，指尖向上，掌心向內，以中指或食指指腹點揉顴髎穴。

點揉時要用巧勁兒，指腹緊貼皮膚，不能在皮膚表面形成摩擦，按揉的力度要均勻、柔和、滲透，不能用蠻力，以免誤傷。每天早晚各點揉一次，每次點揉 3～5 分鐘，雙側顴髎穴同時點揉。

◆ 地倉穴——口水太多，找地倉幫忙 ◆

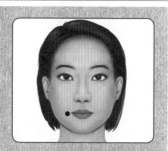

地，指地格；倉，藏穀處。古人面分三庭，鼻以上為上庭，鼻為中庭，鼻以下為下庭，合為天人地三格。穴在鼻下口吻旁（地格處），口以入穀，又脾主口土，倉廩之官，故名地倉。該穴出自《針灸甲乙經》的「地倉……俠口旁四分，如近下是」。地倉又名會維、胃維。

正坐或仰臥，眼向前平視，於瞳孔垂線與口角水平線之交點處取穴。

調理脾經，治療口中流涎

地倉穴，顧名思義，土地所長出的農作物的倉庫。因為嘴可以吃遍土地長出來的五穀雜糧，所以嘴角邊的穴位，古人稱它為「地倉」。

地倉穴是胃經上的重要穴位，也是常用的健脾大穴。脾胃乃倉廩之官，主管人體糧食儲藏，是人體氣血化生之源。「脾開竅於口」，「脾在液為涎」，新生兒脾胃虛弱，常常口水流得滿處都是，以至下巴、衣襟都濕了，流口水過多不是正常現象。這時建議家長輕輕地按揉一會兒孩子嘴角邊的地倉穴，由於小兒對此穴位比較敏感，大多能很快止住口水。該穴出自《針灸甲乙經》的「地倉，……俠口旁四分，如近下是」。地倉，又稱為會維、胃維。

通絡祛風，緩解五官不適

地倉穴歸於足陽明胃經，為陽蹻脈、手足陽明經的交會穴，有祛風通絡、熄風止痙之功，主治唇緩不收、眼瞼瞤動、口角喎斜、齒痛、頰腫等。

脾胃調和功效強

地倉穴位於嘴角，嘴巴與人體進食密切相關，透過適當刺激按摩地倉穴，可以預防因脾胃功能失調而引起的氣血生化問題。

通絡止痛，治牙痛

本穴具有祛風清熱、通絡止痛之功，主治齒痛、頰腫等。本穴還可治口中流涎等。

現代醫學新用法

現代常用於治療：神經系統疾病，如面神經麻痺、面肌痙攣、三叉神經痛；其他，如口角炎、小兒流涎。

功效指壓

正坐，舉起雙手，指尖向上，掌心向內，以中指或食指指腹點揉兩側地倉穴，點揉時指腹緊貼皮膚，不能與皮膚表面形成摩擦，點揉該穴時力度要輕柔並滲透。

每天早晚各一次，每次 3～5 分鐘，雙側地倉穴同時點揉。

◆ 頭維穴──頭暈、頭痛都找它 ◆

維，指維護之意。足陽明脈氣行於人身胸腹頭面，維絡於前，故有「二陽為維」之稱。

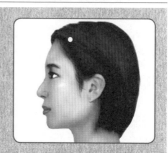

頭維穴為陽明脈氣所發，在頭部額角入髮際處，故名頭維。先取頭臨泣，並以此為基點，向外量取頭臨泣至神庭間距離，入前髮際 0.5 寸處，或入前髮際 0.5 寸的水平線與鬢髮前緣的垂線交點處取該穴。

按揉頭維，治療頭暈頭痛

頭痛、頭暈是日常生活中比較常見的疾病。症狀表現較輕者往往不能引起人們足夠的重視，但是時間久了，症狀就會加重。

頭痛、頭暈第一次發生時，往往是急性的，但是如果急性時沒有去治療，就有可能演變成慢性的。很多就醫的頭痛、頭暈患者，都是經過一段時間的積累之後，忍不住了才去就診。

這是一個錯誤的認識，平常感到頭部不舒服時，就應當趕緊取頭維穴按揉幾下，大多都能起效。

頭維穴，可以維護頭部諸經脈的正常功能，是治療頭痛、頭暈非常有用的穴位。

祛風通絡防面癱

本穴有祛風通絡之功，用於治療眼瞼瞤動、面癱等。

按揉頭維，清頭明目

頭維穴位居額角，為足少陽、陽明交會穴，具有疏散風熱、清頭明目、通絡止痛之功，主治頭痛、目痛、目眩、迎風流淚等。正坐，舉起雙手，指尖向上，掌心向內，以中指或食指指腹點揉兩側頭維穴。

點揉時指腹要緊貼皮膚，不能摩擦頭皮和頭髮，點揉該穴時力度要均勻、柔和、滲透。每天儘量做到早晚各一次，每次 3～5 分鐘，一般雙側頭維穴同時點揉。本穴有祛風通絡之功，用於治療眼瞼瞤動、面癱等。

現代醫學新用法

現代常用於治療：神經系統疾病，如偏頭痛、前額神經痛、眼輪匝肌痙攣、面神經麻痺；循環系統疾病，如腦出血；五官科系統疾病，如結膜炎、視力減退。

功效指壓

正坐，舉起雙手，指尖向上，掌心向內，以中指或食指指腹點揉兩側頭維穴。點揉時指腹要緊貼皮膚，不能摩擦頭皮和頭髮，點揉該穴位時力度要均勻、柔和、滲透。

每天早晚各一次，每次 3～5 分鐘，一般雙側頭維穴同時進行點揉。

◆ 聽宮穴——耳朵聰靈聽力好 ◆

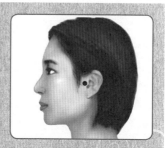

宮，五音之首。喻針此穴能聰耳聽五音，為治耳疾要穴，故名聽宮。該穴出自《靈樞·刺節真邪》的「刺此者，必於日中，刺其聽宮，中其眸子，聲聞於耳，此其俞也」。正坐或仰臥位，微張口，於耳屏前，下頜骨髁狀突的後方，張口時呈凹陷處取穴。

清心安神，聰耳利咽

聽宮，是小腸經的最後一個穴位，別名多所聞，意思就是該穴可保護耳朵。本穴歸於手太陽小腸經，為手足少陽、手太陽之會，具有疏散風熱、清熱瀉火、清心安神、聰耳利咽、化痰熄風、通絡止痛之功。現代醫學常用於治療五官科疾病，如聾啞、耳鳴、耳聾、中耳炎、牙痛；神經系統疾病，如面神經麻痺、面肌痙攣、三叉神經痛、癲癇。

功效指壓

正坐，舉起雙手，指尖向上，掌心向內，以拇指或食指指腹點揉聽宮穴。點揉時要用巧勁兒，指腹緊貼皮膚，不能與皮膚表面形成摩擦，點揉的力度要均勻、柔和、滲透，使脹痛或痠痛的感覺向深部組織滲透。每天早晚各點揉一次，每次 3～5 分鐘。

特效穴祛病不求人

◆ 耳門穴──緩解牙痛之苦 ◆

耳門穴在耳屏上切跡前，主治耳鳴、耳聾，其處猶耳之門戶，故而得名。《百症賦》曰：「耳門、絲竹空，住牙痛於頃刻。」《針灸大成》曰：「主耳鳴如蟬聲，聹耳膿汁出，耳生瘡，重聽無所聞，齒齲，唇吻強。」在人體頭部的側面，耳朵前方，面頰部耳屏上前方，下頜骨髁狀突後緣，微開口時的凹陷中。

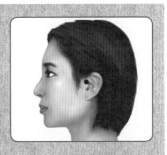

清風去火，治療五官疾病

耳門穴位居耳前上方，歸於手少陽三焦經，具有清瀉少陽相火風熱、聰耳竅、祛風消腫、通絡止痛之功，主治耳鳴、耳聾、齒痛、頸頷腫、唇吻強等。同時，指壓耳門，可延緩牙齒的衰老。

老年人隨著年齡的增長，機體各方面開始走向衰老，牙齒也開始鬆動，按揉耳門穴具有非常好的護齒功效。

功效指壓

正坐，舉起雙手，指尖向上，掌心向內，輕扶頭部，四指放在面部兩側，以拇指指尖垂直按揉耳門穴，按之脹痛明顯，痛感可向耳內滲透。每天早晚各按揉一次，每次按揉 1～3 分鐘，可雙耳門穴同時按揉。

◆ 聽會穴──解決各種耳病煩惱 ◆

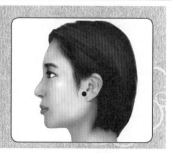

聽會穴位於耳旁，內通於耳，正坐仰靠，張口，當耳屏間切跡的前方，下頜骨髁突的後緣，有凹陷處取穴。

開竅利耳，解決耳朵的煩惱

聽會穴具有開竅利耳、清熱瀉火之功，主治耳鳴、耳聾等。如配翳風、中渚、太衝、丘墟、俠谿可治肝膽火旺之耳鳴、耳聾；配豐隆、勞宮、翳風、中渚、俠谿可治痰熱鬱結之耳鳴、耳聾。

現代醫學新用法

現代醫學常用於治療五官科疾病，如突發性耳聾、中耳炎、外耳道癤、顳關節功能紊亂、腮腺炎、牙痛、咀嚼肌痙攣；其他如面神經麻痺、腦血管病後遺症。

功效指壓

正坐，舉起雙手，指尖向上，掌心向內，以中指或食指指腹按揉聽會穴。在按摩的時候要用巧勁兒，指腹緊貼皮膚，不能與皮膚表面形成摩擦，按揉的力度要均勻、柔和、滲透，使脹痛或痠痛的感覺向深部組織滲透。每天早晚各按揉一次，每次按揉 3～5 分鐘。

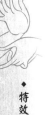

◆ 翳風穴──面部減脂的特效穴 ◆

「翳風」位於耳根部，在耳朵遮蔽的風池穴之前。翳風穴位於耳根部，是耳部重要穴位，取穴時，可以採取正坐或側伏姿勢，耳垂微向內折，於乳突前方凹陷處取穴。

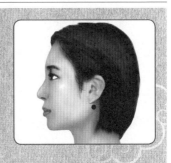

推拿翳風和廉泉，輕鬆去除雙下巴

翳風穴與下巴上的廉泉穴一起推拿，可疏通頸部氣血，促進血液循環，加速新陳代謝，減去多餘脂肪，並由提拉使下巴肌肉緊實。

【具體手法】先用拇指點按廉泉穴 10 次，然後順著頜骨向上推，一直推到翳風穴，停下按壓 10 次；重複上述步驟再按壓、推拿幾次便可。

點揉翳風，神采飛揚

中醫認為，翳風穴具有活血、祛風、通竅、醒腦的功用。按摩此穴位可改善大腦供血狀況，由增加血流量，增加氧含量，消除大腦疲勞，鬆弛大腦神經，使人氣血充足、神采飛揚。按摩翳風穴，需首先將雙手指尖朝上放在耳旁，然後用拇指指尖點按翳風穴，直到出現酸脹感為止。疲勞時，按揉此穴可迅速恢復精力。若每天堅持按揉數次，還可達到明目的功效。

◆ 下關穴——面部的保健要穴 ◆

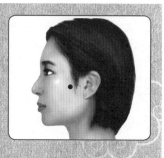

　　關，指機關之意。穴在顴弓下，且與上關相對，故名下關。該穴閉口有孔，張口即閉。正坐或側伏，顴骨下緣，下頜骨髁狀突稍前方，閉口取穴。

預防、治療三叉神經痛的特效穴

　　不知大家平常有沒有聽說過三叉神經痛，這種病疼起來非常劇烈，其痛如刀割樣、燒灼樣，讓人難以忍受。這是醫學上一個較難治療的疾病，但也並不是束手無策。

　　在我們面部兩側面各有一個穴位－下關穴，對於三叉神經痛有特效。

　　經常按揉下關穴，不僅可以預防和治療三叉神經痛，而且對於牙關不利、牙痛、口眼喎斜等面口病症，以及耳聾、耳鳴等耳疾都有比較好的治療效果。

面部保健，常按下關

　　下關穴除了能夠預防和治療三叉神經痛外，還是面部的保健要穴。本穴歸於足陽明胃經，為足陽明、少陽之會，具有熄風通絡之功，對於牙關不利、牙痛、面痛、耳聾、耳鳴、耳痛、耳流膿等面口病症，以及耳聾、耳鳴等耳疾都有比較好的治療效果。

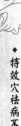

特效穴祛病不求人

現代醫學新用法

本穴歸於足陽明胃經，為足陽明、少陽之會，具有熄風通絡之功，主治牙關開合不利、眩暈等；本穴為足陽明、少陽之交會穴，能疏散少陽風熱、清瀉陽明胃火，有清熱開竅、通絡止痛之功，主治齒痛、面痛、耳聾、耳鳴等。現代醫學常用於治療五官科疾病，如顳頜關節功能紊亂、下頜關節脫位、下頜關節炎、咬肌痙攣等；神經系統疾病，如面神經麻痺、三叉神經痛等。

功效指壓

正坐，舉起雙手，指尖向上，掌心向內，以中指或食指指腹點揉兩側下關穴。點揉時指腹要緊貼皮膚，不能與皮膚表面形成摩擦，點揉該穴時力度要均勻、柔和、滲透。每天早晚各一次，每次 3～5 分鐘，雙側下關穴同時點揉。

搭配合谷、下關，可清熱止痛，主治陽明熱邪上擾之牙痛。《備急千金要方》：牙齒痛配下關、大迎、翳風、完骨；下牙齒痛配下關、大迎、翳風。

搭配大迎、頰車、下關、地倉、巨髎、風池，功能疏風通絡牽正，主治風痰阻絡之面癱。《甲乙經》：口僻配顴髎、齦交、下關。

搭配下關、聽宮、太衝、中渚，功能疏風清熱降火，聰耳利竅，主治肝膽火旺耳聾。《甲乙經》：耳鳴耳聾配下關、陽谿、關衝、腋門、陽關。

◆ 頰車穴——面部美容之奇效穴位 ◆

頰車穴，又名鬼床穴、機關穴、曲牙穴，屬足陽明胃經，具有輸送胃經精微物質上行頭部的功用。本穴對面部美容有奇效，刺激此穴，可解決皺紋、水腫等面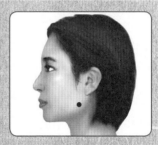部問題。正坐或側伏，上下齒用力咬緊，有一肌肉（咬肌）凸起，放鬆時，用手切掐有凹陷，脹處即是該穴。

每天揉一揉，漂亮氣色自然來

臉頰是毛細血管和面部神經都非常豐富的區域，而頰車穴剛好位於這個區域之中，按揉此穴，可放鬆面部神經，加速面部血液循環，從而調節面部氣色。長期堅持，可使面部肌膚紅潤有光澤。

按摩頰車穴，消除面部皺紋

頰車穴是沿經運送胃部精微氣血上行的載體，按摩此穴，能疏通頭部上下的經絡，消除面部氣血阻滯，起到滋養之功，從而消除面部細紋等問題。按揉時，應以雙手食指指腹，由輕漸重地分別按揉雙側穴位，力度以有酸脹為宜，不宜過大。每次 1～2 分鐘，每日 3～4 次。

按摩頰車穴可消腫瘦臉

中醫認為，肥胖是一種虛證，與氣血運行關係密切；

而水腫也與氣血運行不暢有關，氣血不暢，細胞供氧不足，肌肉容易鬆弛形成水腫。按摩頰車穴，可調節面部氣血運行，引血歸經，使面部氣血暢通，讓面部肌肉重新煥發活力，改善鬆弛狀態，消除水腫。按摩手法與除皺的手法相同，只需在每天早、晚各進行兩次即可。

按摩頰車等穴，斑點一去不復返

按揉頰車穴可加速面部血液循環，因此，可加速美白精華的吸收，消除面部色斑等。

【具體方法】潔面後，將美白產品敷於面部，再以食指重複按壓迎香穴 6 次，其後依次重複按壓頰車、地倉、承漿 6 次，再從迎香穴開始，如此重複 2 遍即可。按揉時注意，力道要輕柔。

現代醫學新用法

現代常用於治療：五官科疾病，如牙髓炎、冠周炎、腮腺炎、下頜關節炎；神經系統疾病，如面神經麻痺、三叉神經痛、咬肌痙攣；其他，如腦血管病後遺症、甲狀腺腫。

功效指壓

正坐，舉起雙手，指尖向上，掌心向內，以中指或食指指腹點揉兩側頰車穴。點揉時指腹緊貼皮膚，不能與皮膚表面形成摩擦，點揉該穴時力度要均勻、柔和、滲透，以感覺痠痛為佳。每天早晚各一次，每次 3～5 分鐘，雙側頰車穴同時點揉。

◆ 大迎穴——面部美容要穴 ◆

大迎穴主治面頰腫痛、口角喎斜多種面部疾病，又因其下佈有豐富的面部肌肉和神經組織，所以，又是面部美容的要穴。大迎穴又叫髓孔穴，它在人體頭部，位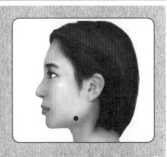

於側面的下頜骨前方，下巴骨的凹陷處。位於胃經上，負責將胃經中的精微血氣傳送到頭部，具有過濾濁氣的功用。

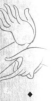

按揉大迎消除水腫

大迎的物質由地倉穴分配而來，一支是由頭面循項下走胸腹，一支由本穴上走頭部。由於頭部為君主之地，因而上輸頭部的皇糧其量也大、其質也精，運送亦有浩蕩之勢，故名大迎。如身體經脈不通，氣血運行不暢，水氣過多地堆積在面部便會造成面部水腫。利用按摩打通面部經絡，加快血液循環，排出多餘水氣，便可快速消除水腫。

【具體方法】取大迎、頰車、聽會 3 穴，將雙手食指和中指併攏，將指腹置於左右兩側鼻翼，然後從此處開始點按，逐漸經過面頰、耳際，便可消除水腫。

按壓、推拿大迎穴，消除面部斑點

大迎穴是面部重要的美容穴位，但斑點的產生，是

心、腎、脾等臟器氣血綜合運行不利所致。因此，不僅要利用好大迎穴這個為腦部傳送清新之氣的樞紐，還要利用心包經、腎經、脾經上的其他面部穴位，以達到最佳的消斑效果。

【具體方法】用食指或中指向下按壓大迎穴 2 分鐘，或者用拇指的指峰著力於該穴位上，沉肩垂肘，以腕關節為主動，做往返不斷地有節律的擺動約 1 分鐘。

現代醫學新用法

現代常用於治療：頭面部疾患，如臉部浮腫、牙齒疼痛、牙齦腫脹、口眼喎斜等。

功效指壓

面南，挺胸閉目，正常呼吸；依次取頭維、率谷、翳風、大迎、地倉、顴骨、四白這幾個穴位點按 1 分鐘。

按完後慢慢吸氣，再用雙手除拇指外的其他四指在臉上輕輕做「彈鋼琴」動作；搓熱掌心，左掌五指合攏，將掌心貼在左側大迎穴上，然後上行至下關穴，再依次經太陽、四白、顴骨、印堂、陽白、上星，最後向右行至陽白穴，再過太陽、四白、顴骨、下關、大迎這幾大穴位；換右手，並與左手反向運行。

最後，分別順時針按摩京門穴、章門穴和中府穴即可，可以起到面部美容的功效。

◆ 風府穴——祛風散邪功效穴 ◆

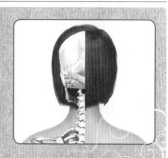

府，聚也。在項上入髮際一寸大筋內中，穴處凹陷，為風邪聚集之處，又指本穴主治一切風疾，故名風府。正坐，頭稍前傾位取穴，項部，後髮際正中直上一橫指，高骨下方的凹陷中，按之痠痛明顯處。

消腫止痛有奇效

本穴為督脈、足太陽、陽維之會穴，太陽主表，陽維為病苦寒熱，故有疏散風熱、消腫止痛之功，主治頸項強痛、咽喉腫痛、目痛、鼻出血等。

中風癲癇求風府

風府穴是中醫臨床中的常用大穴，在生活中也是常用的保健穴。中醫認為「風為百病之長」，意思是說很多病都是由風或是以風為先而引起的。

風府穴，顧名思義，就是風的府第，風邪侵犯人體，很容易會聚於此處。因此，當風邪致病時，應當開此穴，把會聚於此處的致病風邪驅趕出人體，那麼自然就有利於疾病的康復。

所以，凡是受風邪而引起的疾病，包括中風、癲狂癇、癔症等內風為患的神志病症，頭痛、眩暈、頸項強

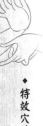

痛、咽喉腫痛、失音、目赤腫痛等內外風引起的疾患，都可以透過按揉風府穴，使穴開而邪出，從而達到治療或預防的目的。

風府穴則出自《素問‧骨空論》的「大風頸項痛，刺風府」。

定志安神按風府

督脈通於腦，腦為元神之府，本穴歸於督脈，位居腦後，故有定志安神、熄風止痙、化痰定驚之功，主治癲狂、癇證、癔症、驚悸、中風不語、眩暈等。

現代醫學新用法

現代常用於治療：神經系統疾患，如癲癇、精神分裂症、腦血管意外及後遺症、高血壓腦病、聾啞病、神經性頭痛、眩暈；呼吸系統疾患，如咽喉炎，急、慢性支氣管炎，感冒，各種熱病；運動系統疾患，如頸椎病，頸項部神經、肌肉疼痛，腰背肌軟組織疾患等。

功效指壓

端坐位，以食指或中指指腹點揉風府穴。點揉的手法要均勻、滲透，使力量深達深層局部組織，以局部有酸脹感為佳，點揉時切忌摩擦頭皮或頭髮。

每天儘量做到早晚各一次，每次按揉 3～5 分鐘，可兩手交替操作。

◆ 風池穴——抵擋風邪的頭部衛士 ◆

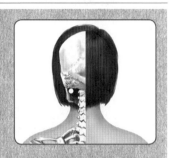

風池穴因空氣傳來的水濕之氣受外部之熱脹散並化為陽熱風氣輸散於頭頸各部而得名。風池是足少陽膽經的穴位，位於頭項之交界處，此處正好是進入頭部的通道，因此，此穴具有抵擋風邪入侵的作用。

正坐或俯伏，於項後枕骨下兩側凹陷處，當兩條隆起的肌肉上端之間的凹陷處取此穴。

按揉風池，消除疲勞及疼痛

風池穴是頭部要穴，具有抵禦外邪及清熱解毒的功用，而感冒頭痛多由風邪入侵或濕熱引起，因此，刺激風池穴可達到緩解頭痛的目的。此外，每天早晚按揉風池穴10次，還可以緩解頸部疼痛。

頸部疼痛多由疲勞引起，而風池在頭頸之間，多條經脈從頭部由此向下行，按揉風池可活血通絡、緩解疲勞，從而減輕或消解疼痛。

按壓風池，快速消減頸性頭暈

頸性頭暈是由頸部勞損、外傷和炎症等因素刺激或壓迫周圍的神經和血管，從而引起腦部供血不足而出現的以頭暈、頭痛、噁心、嘔吐及頸部不適為主症的一類病症。

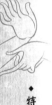

風池位於頭、頸交接處，具有疏通經絡及益氣之功效，常常以適中力度按壓此穴，可消除頸椎壓力，恢復頸椎正常功能，以改善頭部供血，消除頭暈、頭痛、噁心等症狀。

按壓風池，預防感冒

中醫認為，風寒感冒多由外邪入侵引起，風池是頭部抵禦外邪的門戶，具有預防風寒感冒的功效。

【具體方法】以兩手拇指在此穴上用力上下推壓，每次推壓不少於 32 下，且次數多多益善。當出現感冒症狀時，運用此法還有減緩病情之功效。

現代醫學新用法

現代常用於治療：循環系統疾病，如高血壓、腦動脈硬化、無脈症；五官科系統疾病，如電旋光性眼炎、視網膜出血、視神經萎縮、近視、鼻炎、甲狀腺腫大；神經系統疾病，如神經性衰弱、流行性日本腦炎、神經性頭痛、癲癇、失眠；運動系統疾病，如落枕、肩周炎、中風後遺症；其他，如感冒。

功效指壓

端坐，舉起雙臂，雙手分別置於兩側後頭部，以大拇指指尖分別點揉兩側風池穴。點揉時指尖緊貼頭皮，避免與頭皮或頭髮形成摩擦。點揉該穴時力度要均勻、柔和、滲透，以有酸脹感為佳。每天儘量做到早晚各一次，每次3～5分鐘，雙側風池穴同時點揉。

◆ 天柱穴——常按天柱，無落枕之憂 ◆

人體以頭為天，頸項猶擎天之柱。該穴在斜方肌起始部，天柱骨之兩旁，故名天柱。正坐低頭或俯臥位，於項部斜方肌外緣之後髮際凹陷中，約當後髮際正中旁開1.3寸。

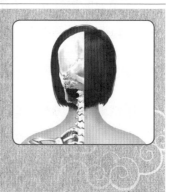

點按天柱穴，緩解落枕疼

一旦發生落枕這種情況，有沒有什麼穴位可以緩解呢？在頸部後面的天柱穴善於治療落枕。只需幫助患者點按天柱穴，就可以明顯緩解落枕帶來的症狀。

現代醫學新用法

現代醫學常用於治療神經系統疾病，如神經衰弱、失眠；五官科疾病，如咽喉炎、慢性鼻炎、鼻衄等。

功效指壓

端坐，舉起雙臂，雙手分別置於兩側後頭部，以拇指指尖分別點揉兩側天柱穴。點揉時指尖緊貼頭皮，避免與頭皮或頭髮形成摩擦，點揉該穴時力度要均勻、柔和、滲透，以有酸脹感為佳。每天早晚各一次，每次 3～5 分鐘，雙側天柱穴同時點揉。

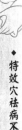

◆ 特效穴祛病不求人

◆ 啞門穴——言語不利特效穴 ◆

啞，指音啞，因本穴主治「舌緩，喑不能言」，為治啞要穴，故名啞門。頭稍前傾，於後正中線入髮際半橫指（拇指）凹陷中，按之痠痛明顯處。

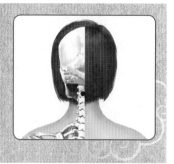

言語不利找啞門

啞門穴，對於舌緩言語不利有特效；另外，該穴還能預防和治療聲音嘶啞、瘄症、頭痛、頸項強痛等疾病。該穴具開竅醒腦、熄風止痙之功，主治舌緩不語、中風屍厥、癲狂、癇症、頸項強急、脊強反折等。

現代醫學新用法

現代醫學常用於治療神經系統疾病，如腦血管意外、瘄症、癲癇、精神分裂症、腦膜炎、脊髓炎、大腦發育不全、聾啞、神經性頭痛；五官科疾病，如聲音嘶啞等。

功效指壓

端坐位，以食指或中指指腹點揉啞門穴。點揉的手法要均勻、柔和、滲透，使力量深達深層局部組織，以局部有酸脹感為佳，點揉時切忌摩擦頭皮或頭髮。早晚各一次，每次按揉 3～5 分鐘，可兩手交替操作。

◆ 率谷穴——偏頭痛的剋星 ◆

率谷穴歸於足少陽膽經，具有清熱熄風之功，主治頭痛、眩暈、小兒驚風等病症。正坐或側伏，將耳部向前折曲，於耳翼尖直上入髮際 1.5 寸處取穴。

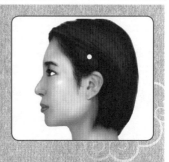

按揉率谷穴，緩解腦部疲勞與疼痛

率谷穴是治療偏頭痛、頭暈的特效穴。對於精神容易緊張的人，可以時不時地點按一下這個穴位，便能預防偏頭痛的發生。當偏頭痛發生時，趕緊點揉這個穴位，往往可以起到緩解的作用。

現代醫學新用法

現代醫學常用於治療神經系統疾病，如偏頭痛、三叉神經痛、面神經麻痺；其他，如頂骨部疼痛、小兒高熱驚厥。

功效指壓

正坐，舉起雙手，指尖向上，掌心向內，以中指或食指指腹點揉兩側率谷穴。點揉時指腹緊貼頭皮，避免指腹與頭皮或頭髮形成摩擦，點揉該穴時力度要均勻、柔和、滲透，以有酸脹感為佳。每天早晚各一次，每次 3～5 分鐘，一般雙側率谷穴同時點揉。

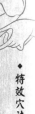

◆ 特效穴祛病不求人

第 3 章

頸、肩、胸、腹部
特效保健袪病穴

◆ 廉泉穴──聲音嘶啞、咽喉腫痛建奇功 ◆

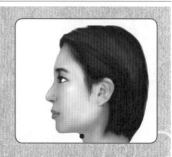

廉，作棱形解，喉頭結節如棱，清潔之意。

穴在結喉上，舌本下，因喻舌腺體所出之津液猶如清泉，故名廉泉。別名本池、舌本、舌下。

正坐仰靠位取穴，當前正中線，喉結上方，舌骨下緣凹陷，按之酸脹處。

勾點廉泉，滋潤乾渴喉嚨

聲音嘶啞，是生活中常見的一種症狀，多是由於發音不當而損傷了喉嚨，或者休息不足導致虛火上炎禍及喉嚨，或者吃了過於辛辣的食品導致火氣鬱結於喉嚨等原因所致，聲音嘶啞常常還會伴有咽喉腫痛，以致咽口唾沫或涼水都覺得疼痛，嚴重者由於疼痛而不能說話，看似小病，卻讓人異常痛苦。

那麼，出現上述這種情況時，應該怎麼辦呢？在喉結上方，舌骨下緣凹陷處有一穴位──廉泉穴，可以解決這種痛苦。

用拇指勾點該穴，可感覺口中津液慢慢滲出，咽喉得到津液的滋潤，症狀很快就能得到緩解。

該穴出自《素問・刺瘧論》的「舌下兩脈者，廉泉也」。別名本池、舌本、舌下。

特效穴祛病不求人

勾點廉泉，通利舌咽

舌，至柔之物也；本，根本也；意指本穴聚集的天部水濕為任脈氣血的來源根本。本穴位處頭面的天部，而任脈氣血為至柔之性，其所能上行頭面的天部，是在外界之熱的作用下方能至此，如無外界之熱助則任脈氣血就無法構成內外無端的循環，因此，任脈氣血能上至頭面任脈就有接續之源，故本穴名為舌本。

具有清熱祛風、化痰開竅、通利舌咽之功效，主治舌下腫痛、舌根急縮、舌縱涎出、舌強、口舌生瘡、暴喑、咽喉腫痛、聲啞等症狀。

勾點廉泉，宣肺化痰

廉泉穴具有宣肺化痰、止咳平喘之功，用於治療咳嗽、氣喘等。

現代醫學新用法

現代醫學常用於治療五官科疾病，如舌肌麻痺、咽炎、舌炎、喉炎、扁桃體炎；其他，如聲啞、中風失語、聲帶麻痺、舌根部肌肉萎縮、氣管炎等。

功效指壓

端坐位，以拇指指腹點揉廉泉穴。點揉的力度要均勻、柔和、滲透，使力量深達深層局部組織。每天儘量做到早晚各一次，每次點揉 3～5 分鐘，可雙手交替操作。

◆ 天突穴——咳喘患者可找它 ◆

突，突出也。穴在胸骨上窩正中，頸喉結下 2 寸處，內應肺系，因肺氣通於天，結喉高而突出，故名天突。取正坐仰靠位取穴，當前正中線，胸骨上窩中央凹陷處。

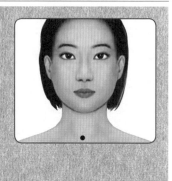

按揉天突，預防咳嗽氣喘

中醫學認為，肺為嬌臟，當致病邪氣侵犯肺臟時，肺多以咳嗽或氣喘的信號來警告我們。

大多數咳喘初發病時症狀較輕，病情進展則出現咳嗽喘促劇烈，進一步惡化還會引起肺系的其他疾病，使治療更為棘手。

天突穴位於胸骨上窩正中，當咳喘發生時，氣機從肺部上衝經過天突穴部，按揉天突穴可抑制咳嗽氣喘的發生，該穴尤其善於治療咳喘，並且對於肺系疾病引起的其他症狀，如胸痛、咽喉腫痛、聲音嘶啞等都有特效。

寬胸理氣，清肺洩熱

天突穴位於左右胸鎖乳突肌之間，深層左右為胸骨舌骨肌和胸骨甲狀肌；皮下有頸靜脈弓、甲狀腺下動脈分支；深部為氣管，再向下，在胸骨柄後方為無名靜脈及主

動脈弓；布有鎖骨上神經前支。

按揉天突，防止咽喉腫痛

天突一詞出自《靈樞‧本輸》的「缺盆之中，任脈也，名曰天突」。後在《針灸甲乙經》中成為玉戶；《千金翼方》成為天瞿。

本穴內通胸氣，具有寬胸理氣、和胃降逆、化痰散結之功，主治胸中氣逆、噫嗝、梅核氣、癭氣等。

本穴還有清肺洩熱、利咽開音、消腫止痛之功，主治咽喉腫痛、暴喑等。

現代醫學新用法

現代醫學常用於治療呼吸系統疾病，如咽喉炎、扁桃體炎、聲帶麻痺、失語症、支氣管炎、支氣管哮喘、支氣管擴張、肺炎；消化系統疾病，如食管炎、膈肌痙攣、神經性嘔吐、急性胃腸炎等；其他，如甲狀腺腫大。

功效指壓

仰臥位或端坐位，以中指指腹按壓天突穴。按壓的力度要均勻、柔和、滲透，使力量滲透入穴位下方的局部組織，切忌用力過猛。

每天儘量做到早晚各一次，每次點揉 3～5 分鐘，可雙手交替操作。

◆ 肩井穴──治療頭、肩疼痛之膽經要穴 ◆

肩井穴具有祛風清熱、活絡消腫的功效。可主治高血壓、中風、乳腺炎、功能性子宮出血、肩痠痛、頭痠痛、眼睛疲勞、耳鳴、落枕、頸項肌痙攣等症。

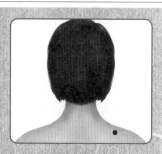

正坐，位於人體肩上，前直乳中，當大椎與肩峰端連線的中點，即乳頭正上方與肩線交接處。

常保肩井通暢，疼痛去無蹤

如果說肩井穴是人體的井口，而腳底的湧泉穴則為人體的井底，為這口井提供充足的水。

人體氣血從湧泉穴噴湧而出並上行至全身，而肩井在上部與之呼應，形成一個強大的氣場，使全身氣血舒暢，疼痛自然也就去無蹤了。

常按肩井穴，幫助解決乳腺問題

肩井穴是膽經裏聯絡最廣的穴位，膽經又正好要從乳房旁邊繞一圈兒，因此，肩井穴是治療乳腺炎、乳腺痛等乳腺疾病最有效的穴位之一。當乳腺脹痛或增生時，應立即按肩井穴，直到肩井穴不再感覺疼痛為止。

【具體方法】取坐位，雙手中指分別按於兩側肩井穴，用指力由輕到重地邊按邊提拔肌肉。

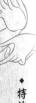

刺激肩井穴，利於淋巴結結核的治療

淋巴結結核病是肝氣鬱結所致。肝中的鬱結之氣順著膽經宣洩不出去，堵塞在淋巴結處引起結核病。肩井穴是足少陽膽經上的重要穴位，膽經通肝，刺激膽經上的肩井穴，可助肝中的鬱結之氣排出體外，有利於淋巴結結核的治療。

本穴位於肩上，為手足少陽、陽維之會，具有疏經活絡、祛風除痺、通經止痛之功，主治肩背痺痛、手臂不舉、頸項強痛等。肝與膽相表裏，本穴歸於膽經，具有理氣活血、通絡消癧之功，主治乳癰、難產等。

本穴具有熄風開竅、豁痰開鬱、清熱散結之功，主治中風、瘰癧（淋巴腺結核）、諸虛百勞等。

現代醫學新用法

現代常用於治療：循環系統疾病，如腦卒中、高血壓；神經系統疾病，如神經衰弱；婦科系統疾病，如乳腺炎、乳腺增生、功能性子宮出血；運動系統疾病，如落枕、頸項肌痙攣、中風後遺症、小兒麻痺後遺症。

功效指壓

一手搭於對側肩頭，用中指指腹按揉肩井穴，或用中間三指指腹按揉肩井穴區。按揉的手法要均勻、柔和、滲透，以局部有酸脹感為佳。早晚各一次，每次按揉 2～3 分鐘，左右手交替按揉。

◆ 雲門穴——治咳嗽咳痰 ◆

雲，雲霧；門，門戶也。《素問·陰陽應像大論》曰：「雲出天氣，天氣通於肺。」本穴為手太陰肺經脈氣所發，為肺氣出之門戶，故名雲門。正坐位，用手叉腰，當鎖骨外端下緣出現的三角凹窩的中點處。

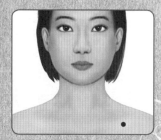

撥開肺部的陰雲

「雲門」，顧名思義，出入雲的門戶。雲——水、氣氤氳而成。

肺主「氣」，肺為「水」之上源。肺的功能正常，則人體之「氣」運行通暢，人體之「水」流通正常；若肺的功能降低，水和氣聚而不去，氤氳而成濁雲霧露，籠罩於肺，就會引起咳嗽、痰多等症狀。

肺為清淨之臟，濁氣籠肺，如同雲霧籠罩天空一樣，若能雲破天開，方可見碧空萬里。

該穴出自《素問·水熱穴論》的「雲門、髃骨、委中、髓空，此八者以瀉四肢之熱也。」

咳嗽氣喘找雲門

「雲門」之名，就是因為經常按揉雲門，可以消散肺之濁雲霧露，濁雲霧露得消，則咳嗽、咳痰等症應手而

解。咳嗽，是日常生活中常見的症狀。按揉雲門穴，可以解決咳嗽帶來的煩惱。

按揉雲門，治療呼吸系統疾病

雲門穴歸於手太陰肺經，居胸肺之上，肺及支氣管疾病時常在此處有過敏壓痛。

按壓雲門具有清宣肺氣、止咳化痰、降逆平喘之功，主治咳嗽、氣喘等呼吸系統疾病。

按壓雲門還具有寬胸理氣、通陽止痛之功，主治胸痛、胸中煩熱等。

按壓雲門還具有通經活絡、活血止痛之功，用於治療肩背痛等。

現代醫學新用法

現代常用於治療：氣管炎、胸痛、哮喘、肩關節周圍炎等。肺及支氣管疾患時常在此處有過敏壓痛。

功效指壓

正坐或仰臥位，以中指指腹按揉對側的雲門穴。按揉的力度要適中，以微有痠痛感為度，不可用力過大，順時針和逆時針交替按揉，兩手交替反覆進行操作，每次適度按揉 1～2 分鐘。

◆ 中府穴——咳喘、胸痛的剋星 ◆

中，中焦；府，聚也，即聚集的地方。手太陰肺經之脈起於中焦，此穴為中氣所聚；本穴又為肺之募穴，故肺、脾之氣聚於此穴，故名中府。該穴位於膺部，故又稱為膺俞。

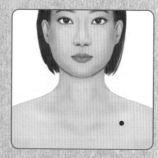

正坐位，以手叉腰，先取鎖骨外端下方三角窩中心凹陷處的雲門穴，當雲門穴直向下推一條肋骨，與第 1 肋間隙平齊處即是該穴。

按揉中府，緩解咳嗽

每當遇到天氣變化、季節轉換，或者晚上睡覺沒有蓋好被子不慎感受風寒，或熱天大汗、勞累後感受風邪而釀成風熱之症，不少人會出現咳嗽的症狀，咳嗽劇烈者還可伴有胸痛，此時指壓中府穴能明顯緩解這些症狀。

該穴能治療氣短、胸悶、呼吸不暢等肺系疾病。

長按中府，神氣十足

中府穴為肺經的起始穴，《針灸大成》謂該穴「治少氣不得臥」，肺主氣、司呼吸，少氣則呼吸不利，氣不足以息則睡臥不安。

中府穴為肺之募穴，為肺氣結聚處，所以按壓該穴可

使呼吸通利，清氣運行通暢，使人精氣神充足，神采飛揚。

按揉中府，緩解胸悶煩熱

該穴為肺經的起始穴，且為肺之募穴，當發生肺炎、肺結核、肺癌時，按壓該穴可緩解上述肺病引起的咳嗽氣喘、胸悶煩熱等症狀。

健脾祛濕，改善血液循環

該穴為手太陰肺經和足太陰脾經的交會穴，故能健脾祛濕，消除腹脹、腹瀉、四肢腫脹等症狀。

按壓該穴可改善局部血液循環，治療瘰瘤（甲狀腺腫瘤）、胸肌疼痛、肩背痛，還能起到豐胸的作用。

現代醫學新用法

現代研究表明，刺激中府穴可以緩解支氣管平滑肌的痙攣症狀。

功效指壓

正坐或仰臥位，以中指指腹按揉對側的中府穴，按揉該穴時，痠痛感明顯，按揉的力度適中，以舒適為度，不可用力過大，順時針和逆時針交替按揉，兩手交替反覆進行操作，每次按揉 1～3 分鐘。

◆ 膻中穴——疏理胸中悶氣 ◆

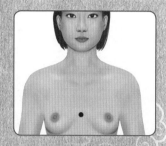

　　中，指胸腔中央，穴為心包之所在，喻為心主之宮城，故名膻中。別名元兒、上氣海、元見。

　　仰臥位，男子於胸骨中線與兩乳頭連線之交點處取穴；女子則於胸骨中線平第4肋間隙處取穴。

按揉膻中，排遣胸中悶氣

　　當人非常氣憤時，往往會感到胸中憋悶，這是由於氣憤而生出的多餘惡氣鬱結在胸口所致。這一團惡氣會擾亂機體的正常運行。

　　此時，最好把心態放平和，同時配合按揉膻中穴，不僅可驅散憋悶於胸中的怒氣，還可調順人體正常的氣，心情也會舒暢許多。

按揉膻中，開鬱散結

　　膻中穴是心包募穴（心包經經氣聚集之處），是氣會穴（宗氣聚會之處），又是任脈、足太陰、足少陰、手太陽、手少陽經的交會穴，具有理氣活血通絡，寬胸理氣，止咳平喘的功效。

　　現代醫學研究也證實，刺激該穴有調節神經功能，鬆弛平滑肌，擴張冠狀血管及消化道內腔徑等作用。

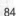

膻中穴位居胸部，為八會穴之一，氣之會，宗氣之所聚，是理氣要穴，有寬胸理氣、通陽化濁、宣肺化痰、止咳平喘、開鬱散結之功，主治胸痺心痛、咳嗽、氣喘、噎嗝等。

本穴為心包募穴，心包為心之外衛，心主神志，故有安神定驚、清心除煩之功，主治心悸、心煩等。

按揉膻中，乳腺保健康

本穴為氣之會，位兩乳間，是手太陽、手少陽、任脈之會，有行氣解鬱、通經催乳之功，用於治療婦女少乳、乳癰等。此外，本穴還有理氣活血、祛瘀排膿之功，用於治療肺癰咯唾膿血等症。

現代醫學新用法

現代醫學常用於治療呼吸系統疾病，如支氣管炎、支氣管哮喘、肺炎；其他，如心絞痛、肋間神經痛、食管炎、乳腺炎等。

功效指壓

仰臥位或端坐位，以中指指腹點揉膻中穴，順時針和逆時針交替點揉。

點揉的力度要均勻、柔和、滲透，使力量深達深層局部組織。

每天儘量早晚各一次，每次點揉 3～5 分鐘，可雙手交替操作。

◆ 中脘穴──治療消化系統疾病的要穴 ◆

中脘穴，又叫胃脘穴、太倉穴，屬任脈，為胃之募穴。仰臥位，於胸劍聯合即兩側肋弓交點處與臍中連線的中點處取穴。

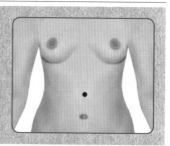

揉中脘，專治胃病

中脘穴是胃之募穴，是胃運行的靈魂樞紐。它的主要功用為健脾和胃，經常揉按此穴不僅可治療胃下垂及十二指腸潰瘍等胃及消化系統疾病，還可有效緩解胃痛等不適症狀。最常用的方法有二：其一，將雙手掌心向下緊貼穴位，向一個方向輕輕做圓周揉搓 5～10 分鐘，以表皮產生熱感為宜；其二，用指腹或掌根按壓在穴位上，輕輕按揉 2～5 分鐘，也以表皮產生熱感為宜。

脾胃同療，按揉中脘

中脘穴是「後天之本」，因為人體六腑的精氣都彙集在這個地方。正因如此，中脘穴對於溝通脾、胃有重要作用。脾胃疾病一般由氣虛或氣血堵塞引起，按揉中脘穴，可疏通堵塞和補足氣血，全面調理脾胃，加強脾胃功能，特別對運化不良的胃部消化問題有特效。按揉中脘穴主要用於治療消化系統疾病，如胃痛、反胃、胃潰瘍、消化不良等；也可用於治療失眠、癲癇等神經系統疾病。

◆ 特效穴祛病不求人

點壓中脘，預防凍瘡

凍瘡是由於寒冷造成人體氣血不旺，毛細血管收縮產生瘀血導致的，常伴有麻木、疼痛、局部瘙癢之感，並有水腫跡象。用力點壓中脘穴，可調節脾胃虛寒，保障血氣運行通暢，溫陽驅寒，避免患者受外邪寒冷入侵之苦。

本穴歸於任脈，為胃的募穴，腑之會，是胃氣結聚之處，也是治療胃病要穴，主治胃脘痛、嘔吐、呃逆等。

本穴為胃的募穴，足陽明、任脈之會，具有和胃祛濕、清熱化痰、養心安神之功，主治驚悸、怔忡、頭痛、失眠、臟躁、癲症、癇證、屍厥、驚風等。脾胃為氣血生化之源，故本穴有健脾益氣養血攝血之功，主治虛勞吐血、產後血暈、便血等。

現代醫學新用法

現代常用於治療：消化系統疾病，如急、慢性胃炎，胃潰瘍，胃痙攣，胃下垂，腸炎，闌尾炎，便秘；精神系統疾病，如癲癇，癔症，精神分裂症，神經衰弱等；其他，如子宮脫垂，支氣管哮喘，心臟病，中暑。

功效指壓

仰臥位以中指指腹點揉中脘穴，順時針和逆時針交替點揉。點揉的力度要均勻、柔和、滲透，使力量深達深層局部組織。早晚各一次，每次點揉 3～5 分鐘，可雙手交替操作。

◆ 神闕穴——人體要穴，生命根蒂 ◆

神闕就是「肚臍」，又叫「臍中」，是任脈上的穴位。肚臍是人體最隱秘也最重要的竅穴之一，它與督脈上的命門穴平行對應，前後相連，共同維護人體的生命能源。

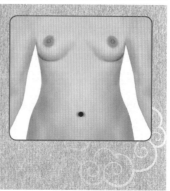

神闕形狀傳遞健康訊息

此穴主要由調理脾陽改善疾病，對脾虛引起的消化不良，或者全身性陽氣不足引發的怕冷、四肢發涼，以及男女生殖系統疾病等都有效。

此外，它對腹脹、腹痛、腸鳴、腹部水腫、瀉痢脫肛及中風引發的脫症等都有獨特的療效。

神闕是人體重要的急救穴位。根據國外臨床醫學研究，從肚臍的形狀，可以辨別出身體的健康狀況。

【具體方法】女性身體健康、卵巢功能正常的標誌是肚臍呈棗核形；男性精力充沛、臟腑正常的標誌也為此形。若肚臍眼向上延長幾乎成三角形，那就表示胃、膽或胰腺有問題；若呈海蛇形，則預示肝有問題；若肚臍凸出，就應注意防治腹水或卵巢囊腫；相反，若凹陷，就應注意腹部炎症；若肚臍變淺或變小，就應該注意體內激素的分泌。

保健養生、益壽延年要穴

向內，神闕連著人體的真陽、真氣，因此，對全身陽氣，它是大補穴。

此外，任、帶、衝三脈又經過此穴，因此，本穴又可連通五臟六腑，刺激神闕一穴，便可調理全身。

由此可知，按摩神闕穴，可以使人體內真氣充足，保持飽滿的精神狀態和充沛的體力。只要持之以恆地對本穴進行按摩，便可輕身延年，常保面色紅潤，且使腰肌強壯、耳聰目明。

迅速滲透，敷臍祛病

肚臍是腹壁最後閉合的地方。因此，此穴上的表皮層角質最薄，對藥物及其他物質的阻擋能力也最弱。

此外，肚臍下不僅存在一般皮膚的微循環，還分佈有極其豐富的靜脈網和腹下動脈分支。

所以，藥物可以由臍部直接進入體內循環。神闕採用敷藥法可治療小兒腹瀉、遺尿、妊娠嘔吐、痛經偏虛寒瘀血等症。

按揉神闕穴，緩解腹痛、腹瀉

腹痛、腹瀉時，可以手掌輕輕按摩神闕穴，或者先以熱毛巾覆蓋，再予以按摩。可以治療慢性腹瀉、脫肛、肢體水腫及虛脫、精力差等。

◆ 氣海穴──對抗虛勞之特效穴位 ◆

氣海穴是肓之原穴，屬任脈。仰臥位，先取關元，於臍中與關元連線之中點取穴，或在腹中線上，臍下 1.5 寸處取穴。氣海具有調經固經、益氣助陽的功用，臨床上常用於治療虛脫、瘦弱、體弱乏力、腹瀉、痢疾、陽痿、遺精、痛經、閉經、帶下、崩漏、惡露不盡等症。

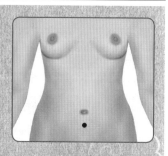

理氣化濕，主治多種病症

「邪之所湊，其氣必虛」。中醫認為，濕邪阻滯氣機便會引發多種疾病。氣海穴位於人體陽氣蒸發為陰液的關鍵部位，經常按摩，可理氣化濕，溫補五臟六腑，對濕邪入侵引起的各種內科、男科及婦科病有療效，更有醫家認為，此穴關乎人之性命。

補益勞損之關鍵穴

俗語有云，「氣海一穴暖全身」。氣海穴掌控著全身氣機，具有強壯身體的功用。經臨床證明，氣海穴可調整人體虛弱狀態，增強人體免疫力，改善先天羸弱、後天勞損所致的體虛症狀。因此，氣海穴為補虛益陽的要穴，可常以拇指輕緩按揉，或者將中指指端放於氣海穴，順時針方向按揉 2 分鐘，揉至發熱時療效佳。

特效穴祛病不求人

補氣利血之要穴

氣海穴連通著人體內外的能量交換。常按氣海穴，可使人體經血暢通，經氣充溢，身心舒暢，還可促進胃腸蠕動，強化消化功能。

【具體方法】先以右手掌心由內而外順時針打圈按摩100～200次，再以左掌心逆時針打圈同樣的次數，至有熱感為止。

現代醫學新用法

本穴為人體強壯要穴，具有大補元氣、補血填精、益氣固脫之功，主治中風脫症、臟氣虛憊、形體羸瘦、四肢乏力、遺精、陽痿、帶下、遺尿、淋證、癃閉等。任脈為陰脈之海，且任主胞胎，本穴歸屬任脈，有補肝腎、調衝任、理氣血之功，主治月經不調、痛經、崩漏、陰挺、惡露不止、胞衣不下、不孕等。本穴用於治療繞臍腹痛、水腫鼓脹、腹脹、便秘、水穀不化、泄瀉、痢疾等。現代常用於治療：泌尿生殖系統疾病，如尿瀦留，泌尿系統感染等；婦科疾病，如功能性子宮出血，盆腔炎等；消化系統疾病，如胃炎，腸炎，腸麻痺，闌尾炎，腹膜炎等。

功效指壓

仰臥位，以中指指腹點揉氣海穴，順時針和逆時針交替點揉。點揉的力度要均勻、柔和、滲透，使力量深達深層局部組織。早晚各一次，每次點揉3～5分鐘，雙手交替操作。

◆ 關元穴──調節內分泌、強身治病要穴 ◆

關元穴是小腸之募穴，又是任脈要穴。

正仰臥位，在下腹部，前正中線上，臍下 3 寸。

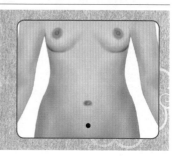

養護男女泌尿生殖系統有奇效

關元穴是男子藏精、女子蓄血之處。它位屬下焦，為足三陰、任脈之交會穴，內有腎臟、小腸、膀胱、胞宮、前列腺等臟腑組織。因此，關元穴可統治足三陰、小腸、任脈上的諸病，具有補腎壯陽、理氣和血、壯元益氣等作用。臨床上，此穴可用於治療遺精、陽痿、早洩、性功能低下等男科疾病，還可解決月經不調、閉經、白帶異常、子宮脫垂等婦科問題。

常按關元穴，男人更健康

本穴為小腸募穴，能調節腸胃泌別清濁、消化、吸收、轉運功能，具有溫腎壯陽散寒、健脾益氣止瀉的作用，用於治療少腹疼痛、嘔吐、泄瀉、脫肛等。關元穴能大補元氣，有益氣攝血之功，用於治療崩漏、惡露不止、便血、尿血等。本穴為任脈與足三陰經交會穴，近膀胱居下腹，有補腎利尿、祛濕利水之功，用於治療小便不利、水腫、尿頻、遺尿等症。

從陰陽學的角度來講，男性屬陽，陽氣不虧，才能保證身體健康。關元穴具有培陽固元、強精健體的功效。男人過了 30 歲，常按摩此穴位，可使身體強健。

【具體手法】以關元穴為中心，用單手手掌向一個方向反覆按揉 3～5 分鐘，力道以輕柔為主，然後配合呼吸，再按壓此穴 3 分鐘；或者取仰臥位或坐位，先用食指或中指順時針方向按揉關元穴 2 分鐘，再點按 30 秒，以局部有酸脹感為宜。

常按關元，恢復青春活力

關元穴在延年益壽、保持青春活力方面有奇效。

【具體方法】仰臥，雙手反覆輕柔拿捏該穴，或用拇指點按關元穴 1 分鐘，以局部有酸脹感為宜，每日或隔日一次。

現代醫學新用法

現代常用於治療：消化系統疾病，如細菌性痢疾，急、慢性腸炎；泌尿系統疾病，如腎炎，水腫，睪丸炎，尿瀦留，尿失禁，性機能減弱。本穴為泌尿生殖及諸虛勞損病的常用穴。

功效指壓

仰臥位，以中指指腹點揉關元穴，順時針和逆時針交替點揉。點揉的力度要均勻、柔和、滲透，使力量深達深層局部組織。每天早晚各一次，每次點揉 3～5 分鐘，可雙手交替操作。

◆ 中極穴——排尿異常不著急 ◆

中，指中點；極，指尺頭處。穴當身之上下之中點，又當軀幹盡頭處，故名中極。採用仰臥的姿勢，將臍與恥骨聯合上緣中點之間連線並分為五等分，由下向上 1/5 處取穴。

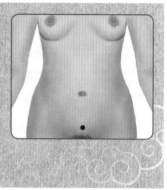

排尿異常不用慌

膀胱是人體儲存和排出尿液的器官，如果排尿出現異常，多責之於膀胱。

位於肚臍下 4 寸處的中極穴是膀胱的募穴，是反映和治療膀胱疾病的首選穴位。對於遺尿、小兒經常性的尿床、小便排出不暢或難以排出、小便時伴有疼痛等症狀，都可選用中極穴進行治療。

男女健康的保證

中極穴不但善於治療泌尿系統疾病，而且對於男科疾病和婦科疾病都有比較好的療效，是日常生活中的重要保健穴位。

任脈為陰脈之海，本穴歸於任脈，為任脈與腎經交會穴，有補腎培元、溢精血、壯元陽之功，主治遺精、陽痿、早洩、月經不調、痛經、崩漏等。

脾主運化，肝主疏洩，通三焦，利水道；腎主水，司膀胱開闔。

本穴為任脈與足三陰經交會穴，膀胱募穴，是膀胱經氣結聚之處，故對水液代謝有調節作用，具有補腎利尿消腫、清熱利濕止癢之功，主治小便不利、水腫、陰癢、帶下等。

本穴為任脈與足三陰經的交會穴，有補肝腎、調衝脈、理氣血、溫經散寒之功，主治痛經、不孕、積聚疼痛、惡露不止、胞衣不下等。

現代醫學新療法

現代常用於治療腎炎，尿路感染，膀胱括約肌麻痺，尿瀦留，遺尿，閉經，白帶過多，不孕症，盆腔炎，功能性子宮出血，輸卵管炎，子宮內膜炎，坐骨神經痛等。

功效指壓

仰臥位，以中指指腹點揉中極穴，順時針和逆時針交替點揉。點揉的力度要均勻、柔和、滲透，使力量深達深層局部組織。

每天早晚各一次，每次點揉 3～5 分鐘，可雙手交替操作。

◆ 肓俞穴——消脂散熱第一穴 ◆

肓俞穴，又叫「子戶」，為衝脈與足少陰交會穴。肓俞穴位於人體腹部，在肚臍中點左右旁開 0.5 寸處。胞宮中的膏脂之物，經由此穴，散熱冷凝輸散於腹部各部。

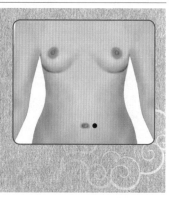

指壓肓俞，消除腰腹贅肉

腰腹贅肉是由於氣血運行不暢、新陳代謝緩慢引起脂肪堆積於腰腹而形成的。採用指壓肓俞等腹部穴位，可加快胃腸蠕動，幫助排氣、散熱、排便，加速新陳代謝，消除脂肪；而運動可緊實腰腹線條，達到平腹及美化腰腹線條的目的。

採用指壓此穴減肥是由調整特定區域的經絡，調節五臟及內分泌等達到目的。

【具體方法】用拇指指腹點按肓俞穴約 1 分鐘，直到感覺酸脹為止，左右手交替進行。

運動＋按摩，修練小蠻腰

每天飯後 1～2 小時，單腳站立 30 秒，且在站立時同時將另一腳向後彎曲，使大腿和小腿垂直，且雙手要全程維持平舉姿勢，然後換一條腿再站 30 秒。在完成站立

◆特效穴祛病不求人

後，平躺在床上，依次取水分、肓俞、天樞及大巨4穴，分別以食指指腹進行按壓直到有酸脹感。

刺激肓俞，解除肥胖者便秘

肓俞穴具有利氣、調腸、溫中的功用，不僅可加速脂肪燃燒，還可保持腸道暢通，改善便秘。刺激此穴，對伴有便秘的肥胖患者，無疑是最佳選擇。

為達到最佳的治療效果，在刺激肓俞穴的同時，還應配合一些常規的減肥穴位，如中脘、天樞、足三里、三陰交等穴位。

此外，配內庭穴、天樞穴可治胃痛、腹痛、疝痛、尿道澀痛等。

現代醫學新用法

現代醫學常用於治療：腹瀉、繞臍痛、痢疾、疝氣、腰背痛、月經不調、嘔吐等。

可治療因姿勢不良或運動傷害造成的腰扭傷、月經不調、月經過多、痛經、閉經、不孕、嘔吐、便秘、腹瀉、腹痛、胃潰瘍、十二指腸潰瘍、易倦等症。因腹瀉導致體力不濟，可按此穴恢復體力。

功效指壓

將肓俞穴配天樞穴、足三里穴、大腸俞穴按摩，可有效治療便秘、泄瀉、痢疾等。將肓俞穴配中脘、足三里、內庭、天樞可治胃痛、腹痛、疝痛、排尿時尿道澀痛等。

◆ 梁門穴——胃痛嘔吐梁門幫你解危難 ◆

橫木為梁。心之積曰梁，指臍上心下部積聚如橫樑，穴能消積化滯。梁，指膏粱之物，喻該穴為津梁關要，胃氣出入之重要門戶，故名梁門。

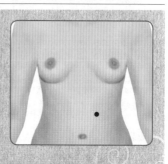

仰臥位，取劍突與臍連線的中點，旁開 2 寸，按之痠痛處為梁門穴。

支撐胃的大樑

梁門，為什麼叫這個名字呢？許多住過院子的北方人都知道，以前北方大多數平房都是有屋脊的，在三角形的屋脊下方有「梁」，樑下有柱子支撐整個房屋的重量，這就是北方平房內部的「骨架」。

「梁門」這個詞，就取這個穴位的位置進行形象的命名。

梁相對於房屋，就如同梁門相對於胃的位置；「門」意思是人吃進胃裏的東西到了這個位置，就應該停止了，不能再吃了。

這個穴位可以治療胃痛、嘔吐、不思飲食等胃部疾病。可以協助旁邊「諸氣之會」的中脘穴，發揮對胃的保健和治療作用。

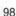

特效穴祛病不求人

健脾胃有奇效

本穴歸足陽明胃經，居胃脘部，具有健脾和胃、降逆止嘔、消食化滯、祛濕止瀉之功，主治胃痛、嘔吐、不欲食、泄瀉等症。

如《針灸大成》曰：本穴治脅下積氣、食飲不思、大腸滑洩、完穀不化。

現代醫學新用法

現代醫學常用於治療胃炎、胃下垂、胃潰瘍、消化不良、神經性胃炎引起的胃痙攣、食慾不振等，還可治療黃疸和膽石症。

功效指壓

仰臥，雙手分別置於兩側的梁門穴，用中指指腹進行點揉，順時針和逆時針交替進行。點揉時力度要均勻、柔和、滲透，使力量深達深層組織。

每天儘量做到早晚各一次，每次 3～5 分鐘，一般雙側同時點揉。

將梁門穴配以公孫、內關、足三里，可以治療胃痛、腹脹、嘔吐等症。

◆ 天樞穴——理腸消疾特效穴 ◆

天樞穴屬足陽明胃經，是大腸募穴，陽明脈的脈氣由此而發。該穴總轄大腸經的氣血募集，具有理氣消滯、調理腸腑的功用，臨床上常用於治療消化不良、噁心、嘔吐、腹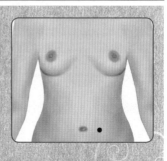痛、腹脹、泄瀉、便秘、腹水等症。該穴位於人體腹部，肚臍旁開２寸處。取穴時需仰臥。

指壓天樞，升清降濁

天樞穴位於人體腹中，就位置而言，它位於人體的中點，上行清氣與下行濁氣在此處交會，就像一個主管人體氣機沉浮的樞紐，保障腸腑功能正常運行。因此，它是臨床常用穴位。按壓此穴，可治療痢疾；與足三里配合，可消滯、理氣，治療腸鳴、腹脹；與氣海穴相配合，可緩解肚臍周圍疼痛。

按揉天樞，治療便秘

天樞穴是大腸募穴，刺激它可理腸通氣，調整失調的腸腑功能，加速其運行，使「毒素」儘快排出體外。

【具體方法】在排便時，將左手中指置於穴位上，並加力按揉１分鐘左右，以有酸脹感為宜，當有便意時，最好屏氣以加快排便。

以按揉法，增強胃動力

天樞是大腸募穴，總轄大腸經的氣血，而人體內的五臟六腑又是相鄰相通的關係。因此，任何部位受到外邪侵入，都會在天樞穴處有所反應。如果胃部不舒服，可透過按揉天樞穴來調理胃腸功能，增強腸道蠕動，消除胃部積滯，從而提高胃動力。手法與治療便秘的手法相同。

按壓天樞，治療腹瀉

天樞穴主轄人體氣機沉浮，按揉此穴可調整人體氣血運轉，增強脾胃功能，提高人體體液和細胞免疫能力，改善因虛火上浮引起的腹瀉等疾病。

【具體方法】待患者排便後，使其保持仰臥位或坐姿，撩開衣物將肚臍露出，施治者以拇指指端由輕漸重地按壓雙側天樞穴4～6分鐘。

現代醫學新用法

現代常用於治療：消化系統疾病，如急慢性胃腸炎，細菌性痢疾，小兒單純性消化不良，闌尾炎，腹膜炎，腸麻痺，腸道蛔蟲症，小兒腹瀉，便秘，膽囊炎，肝炎。

功效指壓

仰臥，雙手分別置於兩側的天樞穴，用食指指腹進行按揉，順時針和逆時針交替進行。按揉時力度要均勻、柔和、滲透，使力量深達深層組織。每天早晚各一次，每次3～5分鐘，一般雙側同時按揉。

◆ 大巨穴——美胸特效穴位 ◆

大巨穴具有傳輸胃經經水的功用，位於人體下腹部，臍中下 2 寸，旁開 2 寸處。

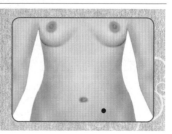

按壓大巨豐胸美胸

大巨穴離人體胞宮非常近，胞宮是人體儲藏生命遺傳物質的場所，蘊涵人體精華。刺激大巨穴，可間接起到刺激胞宮的作用，對女性而言，有利於加速雌激素的分泌，而雌激素的分泌對乳腺又將產生刺激作用，促進乳房的再發育，讓女性擁有堅挺的乳房和傲人的胸部曲線，增強女性魅力。

【具體手法】先將單手拇指置於大巨穴上，然後深吸一口氣，再慢慢吐出，在吐氣的過程中，用拇指壓下穴位並保持 6 秒鐘，吸氣時再鬆開。如此再做 5 次即可。

按摩大巨穴，消解腹部脂肪

腹部是平時運動時極容易被忽略的部位，因此，脂肪易聚集於此，形成肚腩，影響體型。

大巨穴是胃經經水傳輸的門戶，刺激該穴位，可增強胃動力，促進腸道蠕動，使胃腸氣血通暢，新陳代謝加快，加速脂肪的消解和排出。以肚臍為中心，重點按摩大巨穴並配合腹部其他穴位做圓周按摩，消脂效果更佳。

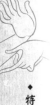

◆ 歸來穴——治療婦科、男科病的保健穴 ◆

仰臥位取穴，以四橫指相併（除拇指）的橫向寬度為3寸，肚臍下4寸，旁開2寸，按之痠痛明顯處即是該穴。

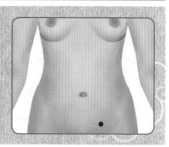

活血調經的「當歸」

歸來，是治療婦科疾病的重要穴位。

凡是婦科疾病如月經不調、帶下過多或過少等，都可以取歸來穴進行治療。

有效治療男科、婦科各種疾病

本穴有溫經散寒、理氣止痛之功，主治腹痛、陰睪上縮入腹、陰冷腫痛等症。

本穴還有健脾益氣、升陽固脫之功，主治疝氣、陰挺、白帶異常、月經不調、痛經、盆腔炎、卵巢炎、子宮內膜炎、睪丸炎、陰莖痛及其他生殖器疾病。

功效指壓

仰臥，雙手分別置於兩側的歸來穴，用食指指腹進行點揉，順時針和逆時針交替進行。點揉時力度要均勻、柔和、滲透，使力量深達深層組織。每天早晚各一次，每次3～5分鐘，一般雙側同時點揉。

◆ 天池穴——胸悶心痛常按能消 ◆

仰臥位，先定第 4 肋間隙，然後於乳頭中點外開 1 寸處取穴。

女性應於第 4 肋間隙，鎖骨中線向外 1 寸處取穴。

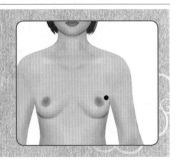

治療心血管各種問題

經常會心情不好，感到有氣無力、心胸憋悶，甚至胸部偶爾會出現疼痛感，這往往是心血管出現問題的徵兆。為了防治這種疾病，應該多按揉一下天池穴。

現代醫學新用法

按摩天池穴可治療咳嗽、哮喘、嘔吐、胸痛、胸悶。可防治循環系統疾病，如心絞痛、心臟外膜炎；婦科疾病，如乳腺炎、乳汁分泌不足。

功效指壓

正坐或仰臥，雙手舉起，掌心朝向自己的胸前，四指併攏指尖相對，用拇指指腹垂直向下按壓此穴，有痠痛感，每次只按壓一側穴位，或雙側同時按壓 1～2 分鐘，早晚各一次。

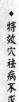

◆ 特效穴祛病不求人

◆ 期門穴──治肝、排毒要穴 ◆

仰臥位，先定第四肋間隙的乳中穴，並於其直下二肋（第 6 肋間）處取穴。婦女則應以鎖骨中線的第 6 肋間隙處定取。

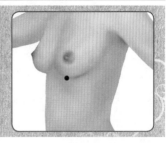

按揉期門疏經豐胸

經常按揉期門，除了能排毒養顏，還可豐胸、去痛。因為期門穴位於乳下，按摩此穴位可促進女性胸部血液循環，具有疏經活血的功用，可促進乳房發育，改善因氣血淤積造成的乳房疼痛。

【具體按摩方法】取坐位或仰臥位，對側中指指腹面按於期門穴，順時針方向按揉 2 分鐘，手法用力宜適中，以局部有酸脹感和輕度溫熱感為度。

指壓期門，改善經期氣色

導致女性月經不規律的原因有二：一是腎虛；二是肝氣鬱結，且多以第二種原因為主。期門穴是肝經上的要穴，對調理肝臟有重要作用。因此，按摩此穴可調肝解鬱，調節月經規律，改善氣血不足引起的面色蒼白等問題。

【具體手法】分別將雙手的中間 3 個指頭併攏，放在兩側穴位上，然後一邊吸氣，一邊加力按壓；一邊吐氣，一邊放手，直至有酸麻感即可。它對肝臟排毒等問題引起的皮膚粗糙、膚色蠟黃等也有很好的治療效果。

◆ 日月穴——保護膽囊，預防膽結石 ◆

日月穴為膽經募穴，膽者，中正之官，決斷出焉。因決斷務求其明從日從月，故而得名。別名神光、膽募。正坐或仰臥，於鎖骨中線之第 7 肋間取穴；或乳頭向下摸取 3 個肋間隙處取該穴。

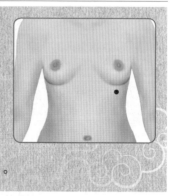

按揉日月穴，預防膽結石

日月穴歸於足少陽膽經，是膽之經氣結聚之處，具有疏肝解鬱、理氣止痛、清熱利濕、利膽退黃之功，主治脅肋疼痛、胃痛、嘔吐、脹滿、黃疸等。

疏肝利膽，保護腸胃

本穴為足太陰、足少陽之會，具有疏肝健脾、利膽和胃、降逆止嘔之功，主治嘔吐、吞酸、呃逆、胃及十二指腸潰瘍，以及急性或慢性肝炎、肋間神經痛、疝氣。

功效指壓

正坐或仰臥，雙手握拳置於上腹部，以雙手的拇指指腹按揉兩側的日月穴。按揉時指腹緊貼皮膚，避免與皮膚形成摩擦，力度要均勻、柔和、滲透，以局部有酸脹感為佳。早晚各一次，每次 3～5 分鐘，雙側日月穴同時按揉。

特效穴祛病不求人

◆ 大包穴──大包能解岔氣 ◆

大包穴為脾之大絡，統絡陰陽諸絡，灌溉五臟，故名大包。本穴位有寬胸理氣、疏肝利脅、袪瘀止痛、降氣平喘之功，主治胸脅痛、氣喘等。側臥舉臂，於 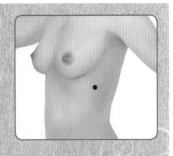 第 6 肋間隙之腋中線側方取穴，或在腋中線上，從乳頭所在的肋間隙向下摸取兩個肋間隙處，就是該穴。

按摩大包，緊急止痛防岔氣

飯後由於活動過量，側胸脅部有股氣憋住了的感覺，疼痛難耐，俗稱「岔氣」。當岔氣的時候，按揉大包穴可以及時解決岔氣問題。

現代醫學新用法

現代常用於治療支氣管哮喘、心內膜炎、胸膜炎、肋間神經痛、全身無力等。

功效指壓

仰臥位或坐位，以拇指指腹分別點揉兩側的大包穴，順時針和逆時針方向交替點揉。點揉的力度要均勻、柔和、滲透，不可使用蠻力，以免引起損傷，以局部有痠痛感為佳。早晚各一次，每次點揉 3～5 分鐘，兩側大包穴同時點揉。

◆ 大橫穴——止瀉止痛急救穴 ◆

橫，平齊之意。穴在臍兩側 4 寸，與臍在同一水平線上。因平出臍旁的距離較肓俞（平出臍旁 5 分）、天樞（平出臍旁 2 寸）等穴都大，故名大橫。仰臥，先取臍中（神闕穴），於其旁開 4 寸處是穴。

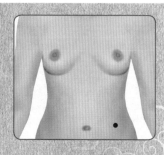

按揉大橫治腹痛

大橫穴歸於足太陰脾經，位居臍旁，具有通調腸腑、健脾和胃、溫陽散寒、理氣止痛、祛濕止瀉之功，主治腹脹、腹痛、泄瀉、痢疾、便秘、小腹痛等。此外，本穴還可治療四肢無力，驚悸怔忡。

現代醫學新用法

現代常用於治療流行性感冒、腸炎、腸麻痺、腸道寄生蟲病、四肢痙攣等。

功效指壓

仰臥位，以雙手中指指腹分別點揉兩側的大橫穴，順時針和逆時針方向交替點揉。點揉的力度要均勻、柔和、滲透，使力量深達深層局部組織。早晚各一次，每次點揉 3～5 分鐘，兩側大橫穴同時點揉。

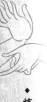

◆ 特效穴祛病不求人

第 4 章

背、腰、臀部
特效保健祛病穴

◆ 大椎穴──頸椎病治療的首選要穴 ◆

大椎穴，屬督脈，位於第 7 頸椎棘突下的凹陷中。人體手、足三陽經與督脈共有 7 條經絡在此交會。手、足三陽經的陽熱之氣，從此處匯入，並與督脈的陽氣一起上行頭部。因此，此穴具有「調理督脈、疏風散寒、熄風止痙」的功用。俯臥或正坐低頭位，於頸後隆起最高且能屈伸轉動者為第 7 頸椎，於其下間處取穴。

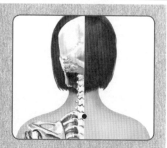

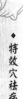

統領陽氣，防治多種疾病

人體手、足三陽經與督脈均屬陽經，7 條陽經共會大椎穴，使其成為人體陽氣最為豐盛之所，是補足陽氣的第一大要穴。中醫認為，陽氣是人體內的固攝根本，人體內陽氣充足，外邪就不能侵入。因此，補足陽氣，可增強人體抵抗力，起到防病作用；陽氣又是推動氣血運轉的動力，有通絡活血的作用，因此，可治療多種疾病。

掐按大椎，緩解高熱

高燒發熱，一般是實火上行所致。實則洩之，大椎穴為陽氣運行的樞紐，以掐按之法強刺激作用於此穴，可及時洩除體內熱邪，改善發熱症狀。具體方法：用拇指指甲掐按大椎穴約 20 秒，然後鬆開 3 秒，反覆操作 10 次即可。

按揉大椎，改善四肢冰涼

氣溫降低，往往使人體出現四肢冰涼，關節、腰頸疼痛等不適症狀。按揉大椎穴，可通經活絡，溫氣和血，保障體內陽氣充足，從而達到抵禦嚴寒、改善四肢冰涼和緩解疼痛的目的。

按揉大椎，治頸肩痛

本穴歸於督脈，是督脈與諸陽經之會，能振奮一身陽氣，對機體有補虛培元作用。本穴隸屬督脈，有定驚寧神、熄風化痰之功，主治癲狂、癇證、角弓反張等。本穴還有祛風濕、通經絡之功，用於治療項強、肩背痛、腰痛等。

現代醫學新用法

現代常用於治療：神經系統疾病，如神經衰弱、癲癇、癔症、小兒驚風；呼吸系統疾病，如感冒、支氣管炎、肺結核、肺氣腫；五官科疾病，如鼻出血、齒齦炎、老年初期白內障；其他，如血液病、濕疹、腦血管病後遺症、肝炎、背軟組織疾病等。

功效指壓

被施術者俯臥位，施術者兩手置於被施術者頸部下方，用拇指指腹按揉大椎穴。按揉的手法要均勻、柔和，使力量深達深層局部組織，切忌用蠻力。早晚各一次，每次按揉3～5分鐘，兩手交替操作。

◆ 至陽穴──黃疸患者的福音 ◆

至者，達也，極也。穴在第七椎節下間，兩膈俞之間。背為陽，橫膈以下為陽中之陰，橫膈以上為陽中之陽，故名至陽。該穴出自《針灸甲乙經》的「至陽在第七椎節之間，督脈氣所發，俯而取之」。別名肺底。

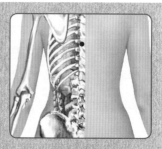

俯臥位，雙臂緊貼身體兩側，與兩肩胛骨下角相平的第 7 胸椎棘突下方是穴。

肝膽疾病找至陽

一些偏遠的農村，人們的衛生意識差，常常會導致肝炎的蔓延。肝炎表現出皮膚、眼睛、大小便發黃等一系列症狀，這些「黃」被中醫稱為「黃疸」。

黃疸是一種難治的疾病，應多管齊下，採用綜合治療的方法，以求早日治癒或緩解。背部穴位中有對「黃疸」有效的穴位──至陽穴。同時，至陽穴配伍日月穴、腕骨穴一起按揉，再配合其他治療方法，可以有效地緩解或治療黃疸、胸脅脹痛等肝膽疾病。

按揉至陽穴，通經絡

至陽穴為督脈經陽氣隆盛之處，該穴有振奮宣發全身陽氣，疏通經血、利濕熱、寬胸膈、安和五臟、補瀉兼施

◆ 特效穴祛病不求人

之功，經過多年臨床研究證明，至陽穴埋元利針法可以起到疏通局部經絡氣血、袪邪扶正、緩解疼痛的作用，該方法起效快、療程短、無副作用，已經由臨床試驗證明其療效確切。

止咳平喘按至陽

本穴位居背部，近肺臟，具有宣肺理氣、止咳平喘之功，主治咳嗽、氣喘等。

本穴還有袪風除濕、舒筋活絡之功，主治腰腿疼痛、脊強等症。

現代醫學新用法

現代醫學常用於治療：呼吸系統疾病，如支氣管炎、支氣管哮喘、胸膜炎；消化系統疾病，如急性胃炎、肝炎、膽囊炎、膽道蛔蟲症、瘧疾；其他，如冠心病、肋間神經痛、背痛等。

功效指壓

被施術者俯臥位，施術者兩手置於被施術者後背部，用拇指指腹按揉至陽穴。按揉的手法要均勻、柔和、滲透，使力量深達深層局部組織，以局部有酸脹感為佳，切忌用蠻力。早晚各一次，每次按揉 3～5 分鐘，兩手交替操作。

配陽陵泉、日月穴主治脅肋痛、黃疸、嘔吐；配心俞、內關主治心律不整、胸悶。

◆ 天宗穴——對付肩部問題的第一穴 ◆

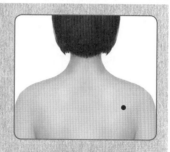

天，指上部；宗，宗仰之意，天宗為天上的星辰。穴位在肩胛岡岡下窩正中，與曲垣、秉風穴彼此相望，故名天宗。其主要功效為疏通經絡、行氣寬胸、宣肺止咳，主治氣喘、肩膀痠痛、肩周炎、肩背軟組織損傷、乳腺炎等，配秉風穴可治肩胛疼痛。在肩胛部，於岡下窩中央凹陷處，與第 4 胸椎相平。

施治壓痛點，巧治急性乳腺炎

急性乳腺炎是由細菌感染所致的急性乳腺炎症，常在短期內形成膿腫、脹痛，中醫透過對天宗穴及周圍痛點施行按壓以快速疏通胸部經絡，達到「行氣寬胸」的目的，從而解除病痛。

【具體方法】患者取坐位或仰臥位，施治者先按摩天宗穴 2 分鐘，再在炎症周圍找出 1～2 個壓痛敏感點行針刺，然後以輕手法做局部按摩，起針後手法漸加重，並沿乳腺管向乳頭方向反覆擠壓。每日一次，每次 20 分鐘。

按揉天宗穴，治療乳癰

本穴近於肺臟，內應於肺，具有宣肺平喘之功，主治氣喘等。本穴還有通乳絡、消癰腫之功，用於治療乳癰。

特效穴祛病不求人

按揉天宗穴，對付多種疑難雜症

刺激天宗穴對膽絞痛和落枕等其他病症也有效。行瀉法強刺激右側天宗穴，可治療膽絞痛；以雙手食指指腹交替按揉左右天宗穴，可治療落枕。

按揉天宗穴，祛風散寒

本穴位岡下窩中，有祛風散寒、通絡止痛之功，主治肩胛痛、肘臂外後側痛等。《針灸甲乙經》曰：「治肩重，肘臂痛不可舉，天宗主之。」

現代醫學新用法

現代臨床常用於治療運動系統疾病，如肩關節周圍炎、肩背軟組織損傷、肘臂外後側痛；其他，如乳腺炎、哮喘。

功效指壓

按摩時，可以由他人代勞，用拇指指腹點揉天宗，或用手掌根按揉天宗穴區，感覺痠痛者為佳，以能耐受為度。點揉或按揉時要用巧勁兒，力度要均勻、柔和、滲透，不能用蠻力，以免誤傷。

每天儘量做到早晚各一次，每次點揉或按揉 8～10 分鐘，左右手交替。

自己按摩一般需要藉助工具，比如用按摩錘敲打天宗穴區。

◆ 風門穴——治療一切外風所致的疾病 ◆

風門穴在第 2 胸椎下兩旁，為風邪出入之門戶，主治風疾，故名風門。俯臥位，第 2 胸椎棘突直下凹陷與肩胛骨內側緣連線的中點，按之痠痛明顯處。

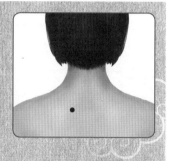

打開窗戶，驅走外風

太陽主表，本穴歸於足太陽膀胱經，為外邪侵入機體的門戶，具有祛風解表、疏散風熱之功，主治發熱惡寒、頭痛、鼻塞多涕、咳嗽等。本穴為督脈、足太陽之會，督脈為陽脈之海，足太陽可交通一身之陽，故本穴有祛風通絡、通陽除痺之功，用於治療肩背痛等。

現代醫學新用法

現代醫學常用於治療流行性感冒、支氣管炎、支氣管哮喘、肺炎、百日咳、胸膜炎、上呼吸道感染、中風等。

功效指壓

一手臂彎曲肘關節，腕部搭於對側肩頭，用中指指腹點揉風門穴，或用中間三指指腹按揉風門穴區。按揉的手法要均勻、柔和、滲透，以局部有酸脹感為佳，注意不要傷了施術的手指和手腕。早晚各一次，每次點揉 2～3 分鐘。

特效穴祛病不求人

◆ 魄戶穴──拒絕乾燥，保健肺部 ◆

魄戶穴在肺俞兩旁，內應肺，而肺藏魄，故名魄戶。該穴出自《針灸甲乙經》的「魄戶，在第三椎兩旁夾脊各三寸」。

俯臥位，先取第 3 胸椎棘突下之身柱穴，於其旁 3 寸處取穴。

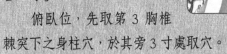

按揉魄戶，肺氣充足

肺喜歡濕潤，厭惡乾燥，所以在乾燥的天氣裏，肺容易出現問題，常表現為咳嗽、氣喘、咽喉乾燥疼痛等。本穴居於背部，肺俞之旁，內通肺氣，具有宣肺理氣、止咳平喘、滋陰潤肺之功，主治肺結核、咳嗽、氣喘等。

現代醫學新用法

現代醫學常用於治療呼吸系統疾病，如感冒、支氣管炎、肺結核、肺萎縮、胸膜炎；其他，如肋間神經痛、肩脊上臂部疼痛或麻木。

功效指壓

被施術者俯臥位，施術者兩手置於被施術者上背部，雙手拇指指腹分別按揉兩側的魄戶穴。按揉的手法要均勻、柔和、滲透，以局部有痠痛感為佳。每次按揉 2～3 分鐘。

◆ 志室穴——保養腎臟防衰老的保健穴 ◆

志室穴在腎俞兩旁，應腎，因腎藏志，該穴為腎氣留住之處，又主治腎疾，所以稱之為志室。俯臥位取穴。在腰部，當第 2 腰椎棘突下，命門旁開 3 寸處取穴。

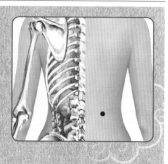

延緩衰老之養生大穴

經常按揉志室穴，可以預防因腎虛引起的腰痛、遺精、陽痿等現象。

本穴位居腰部，靠近腎俞，歸足太陽膀胱經，膀胱經與腎經相表裏，故有溫腎壯陽、祛濕利水、補肝腎、強腰脊之功。

現代醫學新用法

現代醫學常用於治療泌尿生殖系統疾病，如腎炎、腎絞痛、膀胱炎、尿道炎、前列腺炎；運動系統疾病，如下肢癱瘓、腰肌勞損、第 3 腰椎橫突綜合徵。

功效指壓

被施術者俯臥位，施術者兩手置於被施術者腰背部，雙手拇指指腹分別按揉兩側的志室穴。按揉的手法要均勻、柔和、滲透，以局部有痠痛感為佳。

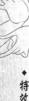

◆ 心俞穴──關愛心臟的健康 ◆

心俞穴是心臟之氣輸注之處，是治心疾之重要腧穴。俯臥位，於第 5 胸椎棘突下神道穴旁開 1.5 寸處取穴。

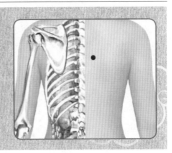

養心安神，寧心定驚

本穴為心的背俞穴，是心氣傳輸、輸注之處，內通於心，具有養心安神、寧心定驚之功，常用來治療心悸、驚悸、失眠、健忘、癲癇、心煩、夢遺等。心主血脈，故本穴有寬胸理氣、通行心脈、活血化瘀之功。

現代醫學新用法

現代醫學常用於治療循環系統疾病，如冠心病、心絞痛、風濕性心臟病、心房纖顫、心動過速；神經系統疾病，如神經衰弱、精神分裂症、癲癇、肋間神經痛；其他，如胃出血、食管狹窄、背部軟組織損傷等。

功效指壓

他人代為按揉。施術者兩手置於被施術者上背部，雙手拇指指腹分別按揉兩側的心俞穴。按揉的手法要均勻、滲透，以局部有痠痛感為佳。早晚各一次，每次 2～3 分鐘，兩側心俞穴同時按揉。

◆ 肺俞穴——養肺散熱之要穴 ◆

肺俞穴，為肺的背俞穴，屬足太陽膀胱經。此穴可散發肺之熱，俯臥位，於第 3 胸椎棘突下，旁開 1.5 寸。

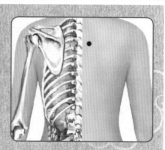

肺之保健穴，廣泛調理呼吸道疾病

肺俞穴，是人體肺的專屬保健穴，具有理氣、平喘、宣肺等功用，可廣泛防治因肺功能失調而引起的各種疾病。臨床上，它對肺部及呼吸道疾病都有很好的療效，可用於治療肺炎、咳嗽、氣喘、潮熱等症。本穴為足太陽膀胱經穴，可陽中求陰，具有滋補肺陰、清熱退蒸之功，主治骨蒸潮熱、盜汗、咯血、咽喉腫痛等。

呼吸自然，保持肺氣暢通

人到中年，機體的各種功能開始減退，氣血也開始出現虧損。因此，常常會感到氣短乏力，「憋得慌」，快走、爬樓梯都會感到喘氣不順暢。肺是呼吸吐納交換之場所，肺俞穴是掌控肺氣疏散的關竅，按摩此穴，便可有效緩解上述不適症狀。

【具體方法】取坐位，先用左手掌根搭於右側肩井穴，中指指尖按肺俞穴，按揉 2 分鐘，然後換右手照上法

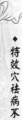

按揉左肺俞穴，揉至局部發熱為度。如情況較重，還可配合按揉膏肓俞，效果更好。

扶正固本，化痰之特效穴位

痰是人體喉部至肺部之間的器官黏膜產生的液狀物，往往使人產生咽喉異物感。人體津液不暢，才會有痰，因此，要想化痰應改善肺部功能，使脾、肺、腎氣血暢通以扶正固本，緩解症狀。

【具體方法】在咳痰時，自己反手到後背找準穴位，一邊吐氣，一邊在穴上強壓 6 秒，重複 3 次，就會明顯感覺喉部異物感消失。需要注意的是，施術者幫小兒按壓時，力道不宜過大，為保證效果，可增加按壓次數。

現代醫學新用法

現代常用於治療：呼吸系統疾病，如感冒、上呼吸道感染、支氣管哮喘、肺炎、肺氣腫、肺結核、頸淋巴結結核、百日咳等；皮膚科疾病，如皮膚瘙癢症、蕁麻疹、痤瘡；其他，如心內膜炎、腎炎、風濕性關節炎、腰脊痛、胸背神經痛、背部軟組織勞損。

功效指壓

他人代為點揉。施術者兩手置於被施術者上背部，雙手拇指指腹分別點揉兩側的肺俞穴。點揉的手法要均勻、柔和、滲透，以局部有痠痛感為佳。早晚各一次，每次按揉 2～3 分鐘，兩側肺俞穴同時點揉。

◆ 膈俞穴──活血行血，補血養血 ◆

膈，指橫膈。本穴內應橫膈，故名。該穴出自《靈樞·背俞》的「膈俞在七焦之間」。俯臥位，於第 7 胸椎棘突下旁開 1.5 寸取穴，約與肩胛下角相平。

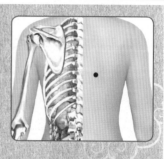

補血養血，增強免疫力

膈俞的作用相當於中藥裏活血養血的當歸，還兼有補血佳品阿膠的作用。經常按揉膈俞穴，不但能糾正貧血，治療血虛導致的皮膚瘙癢，緩解陰血虧虛導致的潮熱、盜汗，還能增強人體免疫力，是人體保健不可多得的一個好穴位。

膈俞對應的前方是膈肌，膈肌出現問題時，常常表現為氣機上逆的症狀，如打嗝、嘔吐、氣喘、咯血等，此時按揉膈俞穴，能起到緩解作用。

本穴位於心俞、肝俞之間，近脾臟，為八會穴之一，血之會，是治療血證的常用穴。心主血，脾生血統血，肝藏血，故本穴具有活血止血、補血養血之功，主治各種血虛證、出血症和血瘀症。

寬中理氣，宣肺理氣

膈俞穴近膈膜，具有寬中和胃、降逆止嘔之功，又因

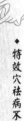

為亦近肺，內通肺氣，主治呃逆、嘔吐、胃痛、噎嗝、咳
嗽、氣喘。

本穴具有滋陰液、退虛熱之功，可治療潮熱、盜汗、
背痛脊強等。

現代醫學新用法

現代醫學常用於治療循環系統疾病，如心內膜炎、心
臟肥大、心動過速、貧血、慢性出血性疾病；消化系統疾
病，如胃炎、食管狹窄、小兒營養不良、肝炎、腸炎、腸
出血、神經性嘔吐、膈肌痙攣；呼吸系統疾病，如胸膜
炎、哮喘、支氣管炎。

功效指壓

他人代為按揉。施術者兩手置於被施術者上背部，雙
手拇指指腹分別按揉兩側的膈俞穴。

按揉的手法要均勻、柔和，以局部有痠痛感為佳。

每天早晚各 1 次，每次按揉 2～3 分鐘，兩側膈俞穴
同時按揉。

◆ 肝俞穴──改善心情，保護肝臟 ◆

肝，指肝臟。本穴內應肝，為肝臟之氣輸注之處，是治肝疾之重要腧穴，故名。俯伏或俯臥位，於第 9 胸椎棘突下筋縮穴旁開 1.5 寸處取穴。

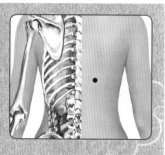

改善心情，保護肝臟

七情中的「怒」能傷「肝」，暴怒可導致肝氣上逆，鬱怒可導致肝氣鬱結。

「肝主疏洩」，肝的疏洩功能正常，則全身血液運行通暢，心情自然就會舒暢。

當肝臟有疾時，多表現為脅痛、黃疸等病症；由於肝開竅於目，肝臟疾病還能導致目赤腫痛、視物不明、迎風流淚等，以上諸症都可施以按揉肝俞穴來治療。

肝俞穴為肝的背俞穴，是肝臟經氣傳輸之處，肝主疏洩，故有疏肝解鬱、利膽退黃、理氣止痛之功，主治黃疸、脅痛等。

清肝明目，保護視力

肝開竅於目，本穴為肝之俞穴，具有瀉肝火、補肝血、柔肝陰、清肝明目、消腫止痛之功，主治目赤、目視不明、夜盲、目翳等。

瀉火止血，主治吐血

肝藏血，本穴為肝之俞穴，具有清洩肝熱、瀉火止血之功，主治吐血、衄血等。

本穴有平肝潛陽、熄風化痰之功，主治眩暈、癲狂、癇證等。

現代醫學新用法

現代醫學常用於治療消化系統疾病，如肝炎、膽石症、膽囊炎、慢性胃炎、胃擴張、胃痙攣；五官科疾病，如眼瞼下垂、結膜炎、青光眼、沙眼、夜盲症、視網膜炎；神經系統疾病，如偏頭痛、精神病、神經衰弱、肋間神經痛。

功效指壓

他人代為按揉。施術者兩手置於被施術者背部，雙手拇指指腹分別按揉兩側的肝俞穴。

按揉的手法要均勻、滲透，以局部有痠痛感為佳。

每天早晚各一次，每次按揉 2～3 分鐘，兩側肝俞穴同時按揉。

◆ 膽俞穴──保護膽囊，祛除口苦 ◆

膽，指膽腑。本穴內應膽，為膽氣輸注之處，是治療膽疾之重要腧穴。

俯伏或俯臥位，於第 10 胸椎棘突下中樞穴旁開 1.5 寸處取穴。

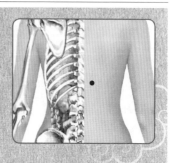

解除老年人口苦的煩惱

很多老年人一上了年紀，就容易出現口苦的現象，尤其是以清晨醒來時最為明顯，這是由於膽汁上逆於口中所致。此時，可經常點按後背上的膽俞穴，長期堅持，不但能夠消除口苦的症狀，還能保護膽囊。

除此之外，膽俞穴對於肺結核、潮熱等都能起到預防和治療的作用。此穴應當作為日常的保健用穴，經常加以按揉。

疏肝利膽，主治黃疸

本穴為膽之背俞穴，是膽經氣傳輸之處，具有疏肝解鬱、利膽退黃、理氣止痛、清洩膽火之功，主治黃疸、脅痛、腋下腫、口苦咽痛等。

養胃助消化，保健有奇效

膽屬木，胃屬土，膽火過旺，橫剋胃土，易致消化系

統疾病。

本穴可瀉膽火，和胃氣，降逆止嘔，主治嘔吐、飲食不下等。如配間使、足臨泣、中渚、公孫、內關，可以治療膽火犯胃嘔吐、飲食不下。

現代醫學新用法

現代醫學常用於治療消化系統疾病，如肝炎、膽囊炎、膽石症、膽道蛔蟲症、胃炎、潰瘍病、食管狹窄、神經性嘔吐；其他，如淋巴結結核、肋間神經痛、胸膜炎、高血壓、神經衰弱、失眠等。

功效指壓

他人代為按揉。施術者兩手置於被施術者背部，雙手拇指指腹分別按揉兩側的膽俞穴。

在按摩時，按揉的手法要均勻、柔和、滲透，以局部有痠痛感為佳。

每天儘量做到早晚各一次，每次按揉 2～3 分鐘，兩側膽俞穴同時按揉。

◆ 脾俞穴──脾臟散熱除濕之要穴 ◆

脾俞穴為脾之背俞穴，位於背部，在第 11 胸椎棘突下，脊中旁開 1.5 寸處。取穴時，需取俯臥位。

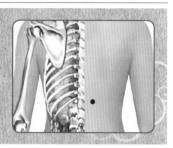

幫助遠離胃腸疾病的養身大穴

據《急救仙方》卷十一記載：「脾俞二穴，在第十一椎下兩旁，各一寸半。是穴理腰身脹滿，腹肚洩，瀉痢身重，四肢不收，黃疸，邪氣積聚，腹痛寒熱。針入三分留七分，得氣灸三壯。」脾俞穴能調和脾胃，解濕熱之氣，消除肢體乏力、背痛等虛勞症狀，是養生大穴，同時，脾俞穴也是治療胃腸疾病的要穴。據現代臨床醫學研究，脾俞穴可用於治療胃潰瘍、胃炎、胃出血、胃擴張神經性嘔吐、腸炎等消化系統疾病。

【具體按摩方法】被按摩者俯臥，按摩者兩手拇指按在左右兩脾俞穴上（其餘四指附著在肋骨上），按揉約 2 分鐘，或捏空拳揉擦穴位 30～50 次。

補虛利濕，解除疑難雜症之奇穴

中醫認為，脾是主管人體水穀運化的重要器官，主要與消化有關。它統血液，是人體氣血化生的根源。因此，它對維持人體生命活動及治療氣血虛弱引起的疾病有重要

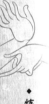

特效穴祛病不求人

意義。脾俞穴是脾的保健穴，對多種疑難雜症有特效。

　　有一種怪病，吃得越多反而越瘦，這種病就可以利用脾俞穴來治療，同時配合使用胃俞穴，治療效果更佳。將脾俞與胃俞、曲骨、橫骨、中極、關元、中脘、上脘等穴位配合按揉，還可治療子宮脫垂。

　　【具體按摩方法】以單手的食指和中指按壓住穴位，同時做順時針按揉，力度以有酸脹感為宜。

益氣養血，補益功效之大穴

　　本穴為脾之背俞穴，是脾氣輸注背部之處，具有益氣養血、溫陽健脾、和胃降逆、祛濕利水、消食化滯之功，主治腹脹、嘔吐、泄瀉、完穀不化、水腫、脅痛、黃疸等。

現代醫學新用法

　　現代常用於治療：消化系統疾病，如胃潰瘍、胃炎、胃下垂、胃痙攣、胃擴張、神經性嘔吐、腸炎、肝炎、消化不良、肝脾腫大；血液系統疾病，如貧血、原發性血小板減少性紫癜、慢性出血性疾病；其他，如進行性肌營養不良、糖尿病、腎炎、蕁麻疹、月經不調、功能性子宮出血等。

功效指壓

　　他人代為按揉。施術者兩手置於被施術者背部，雙手拇指指腹分別按揉兩側的脾俞穴。按揉的手法要均勻、柔和、滲透，以局部有痠痛感為佳。早晚各一次，每次按揉2～3分鐘，兩側脾俞穴同時按揉。

◆ 胃俞穴——理胃之最佳穴位 ◆

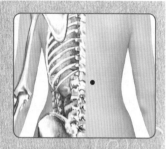

胃俞穴，為人體足太陽膀胱經常用穴，屬水，具有化濕氣、消滯、理氣、和胃之功用。它是胃氣的保健穴，可增強人體後天之本，位於人體第 12 胸椎棘突下，旁開 1.5 寸處。主治脾胃虛弱、腹脹腸鳴、胃痛納少、嘔吐等症。

緩解胃疾找胃俞

民間有俗話說「十人九胃」，意思就是十個人裏有九個人的胃不會太好。醫學界也有學者認為「胃是人的第二大腦」，意思就是心情不舒暢或腦力勞動過度，不但影響腦，也會影響到胃。加之飲食五穀無不入於胃，胃每天都承擔著很大的工作量，受到傷害的概率也就比較大。

那麼，怎樣做才能保護好胃呢？經常按揉胃俞穴，可保胃之康健。胃俞穴對於胃疾引起的上腹部疼痛、嘔吐、腹脹、腸鳴等有特效。

點揉胃俞，有效治療小兒厭食

小兒厭食時，按壓胃俞穴，可和胃降逆，調節脾胃功能，有效改善小兒厭食症狀。

【具體方法】以拇指或中指點揉胃俞穴 10～50 次即可。

按揉胃俞，防治腰肌攣痛

按揉該穴還能鬆筋通絡，能夠治療腰肌攣痛、咳嗽、經閉、癲疝。「脾胃為氣血生化之源」，按揉該穴，能促進氣血的生成，能夠治療神經衰弱、進行性肌營養不良。

簡單按摩，防治急性腸胃炎

急性腸胃炎為夏季常見病，起病急，來勢凶，變化快，在給人們帶來極大痛苦的同時，也常帶來工作、生活上的不便。按摩胃俞穴可化濕、消滯，能有效防治急性腸胃炎，且方法簡單、見效快、無毒副作用。

【具體方法】以拇指按揉雙側胃俞穴，逐漸用力，直至腹痛減輕或消失後再漸漸減輕力道，繼續按揉 1～2 分鐘，鞏固療效。

現代醫學新用法

現代常用於治療：消化系統疾病，如胃炎、胃或十二指腸潰瘍、胃癌、胃擴張、胃下垂、胃痙攣、肝炎、胰腺炎、腸炎、痢疾；其他，如糖尿病、神經衰弱。

功效指壓

他人代為按揉。施術者兩手置於被施術者背部，雙手拇指指腹分別按揉兩側的胃俞穴。按揉的手法要均勻、柔和、滲透，以局部有痠痛感為佳。早晚各一次，每次按揉 2～3 分鐘，兩側胃俞穴同時按揉。

◆ 腎俞穴——滋陰壯陽之要穴 ◆

腎俞穴，顧名思義，就是腎氣傳送、傳輸之地。它位於足太陽膀胱經上，可壯陽氣，滋陰精，有利水、消腫、開竅之功用。腎俞穴位於人體腰部，在第 2 腰椎處旁開 1.5 寸處。

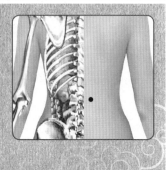

按揉腎俞，護腎之補藥

腎喜陽怕寒，在人體中主水液，是先天之本。在人體各臟器中，只有腎是需要一直補的。由此可見，穩固腎氣在養生中是非常重要的。按摩腎俞穴，可在短時間內生發陽氣，鼓動腎氣，改善腎虛。

本穴有溫腎健脾、袪濕止瀉、利水消腫之功，主治泄瀉不止、水腫、小便不利等。肺主呼吸，腎主納氣，故本穴有補腎納氣、止咳平喘之功，是治療腎虛喘咳要穴。

【具體方法】找準穴位，雙手握空拳貼於該穴上，拳不動而身體上下抖動並使雙腳隨身體微微踮起。在此抖動過程中，雙拳將反覆摩擦穴位。

捶打腎俞，快速消除疲勞

快節奏的生活會使現代人疏於鍛鍊，長期靜坐不動容易陰氣過盛，而陽氣不足。因此，容易產生疲勞、乏力、

失眠等症。俗話說「生命在於運動」，在疲勞時，按摩腎俞穴，可快速補足腎氣，改善疲勞症狀。

【具體方法】取站位或坐位，雙手握空拳，雙拳交替捶打兩側的腎俞穴約 5 分鐘，直至有酸脹感。

去腰痛，為中老年養生良穴

「人老腿先衰」，腎臟與腰腿痛有直接關聯。腰腿痛是腎氣開始慢慢虛衰的表現。按摩腎俞穴可溫補腎陽，是最有效的補腎方法，中老年人經常按揉此穴，自然可以補足腎氣，也就不必擔心腰腿疼痛了，此法勝於吃藥。腎俞穴是中老年人必知的養生良穴。

【具體按摩方法】取坐位或立位，雙手中指按於兩側腎俞穴，用力按揉 30～50 次。

現代醫學新用法

現代常用於治療：泌尿系統疾病，如腎炎、腎絞痛、腎下垂、遺尿、尿路感染、膀胱肌麻痺及痙攣；生殖系統疾病，如性功能障礙、早洩；其他，如哮喘、耳聾、支氣管哮喘、斑禿、神經衰弱、下肢癱瘓、腰部軟組織損傷等。

功效指壓

施術者兩手置於被施術者背腰部，雙手拇指指腹分別按揉兩側的腎俞穴。按揉的手法要均勻、滲透，以局部有痠痛感為佳。早晚各一次，每次按揉 2～3 分鐘，兩側腎俞穴同時按揉。

◆ 大腸俞穴──腸道衛生的「清道伕」◆

大腸，指大腸腑。本穴內應大腸，是大腸之氣傳輸之處，是治大腸疾病之重要腧穴，故名。

俯臥位，先取骨盆兩側最高點連線，第 4 腰椎棘突下，左右旁開 1.5 寸處取穴。

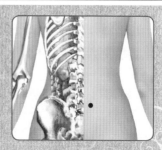

調理腸胃，強筋健骨

本穴位近大腸，為大腸背俞穴，是大腸經氣傳輸之處，具有調胃腸、通腑氣、祛濕止瀉之功，主治腹痛、腹脹、泄瀉、腸鳴、痢疾等。

現代醫學新用法

現代醫學常用於治療運動系統疾病，如腰痛、骶髂關節炎、骶棘肌痙攣、坐骨神經痛；消化系統疾病，如腸炎、小兒消化不良、腸出血、闌尾炎。

功效指壓

他人代為按揉。施術者兩手置於被施術者後腰部，雙手拇指指腹分別按揉兩側的大腸俞穴。按揉的手法要均勻、柔和、滲透，以局部有痠痛感為佳。早晚各一次，每次按揉 2～3 分鐘，兩側大腸俞穴同時按揉。

特效穴祛病不求人

◆ 膀胱俞穴——調理小便的保健穴 ◆

膀胱，指膀胱腑。本穴內應膀胱，為膀胱之氣傳輸之處，是治療膀胱疾病之重要腧穴，故名。

俯臥位，於第 2 骶椎下後正中線旁開 1.5 寸處取穴。

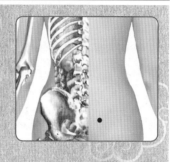

點揉膀胱俞穴，調節身體異常

本穴歸於足太陽膀胱經，為膀胱的背俞穴，是膀胱經氣傳輸之處，具有通利下焦、清利濕熱、利尿通淋之功，主治小便赤澀、腹痛泄瀉、淋濁、陰部腫痛生瘡等。

現代醫學新用法

現代常用於治療神經系統疾病，如腰骶神經痛、坐骨神經痛；消化系統疾病，如腸炎、便秘、痢疾；泌尿生殖系統疾病，如膀胱炎、膀胱結石、尿道炎、腎炎。

功效指壓

他人代為按揉。施術者兩手置於被施術者腰骶部，雙手拇指指腹分別按揉兩側的膀胱俞穴。按揉的手法要均勻、柔和、滲透，以局部有痠痛感為佳。

早晚各一次，每次按揉 2～3 分鐘，兩側膀胱俞穴同時按揉。

◆ 命門穴──保護生命的要穴 ◆

命，指生命，門，指門戶。本穴在第 2 腰椎棘突下，兩腎俞之間，當腎間動氣處，為元氣之根本，生命之門戶，故名命門。俯臥位，於人體腰部後正中線上，第 2 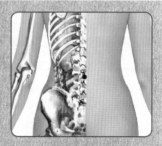 腰椎棘突下的凹陷處為本穴；或與臍相對處取命門穴。

生命健康的保護傘

命門，為歷代養生家最為重視的穴位之一，命門簡單地說是生命出入的地方，位於人體背後正中線，也就是腰部的兩腎之間。腎陰腎陽，分別藏在命門和腎當中，是人體生命的來源。腎陰的活動，就像水的流動一樣，需要陽氣的溫薰，這裏的陽氣就是腎陽；而命門就是腎陽藏身的地方，也就是命門之火。

操作方法有針刺法，艾灸法，按摩法中的擦法、搓法、點揉法等，可激發該穴的脈氣，起到保護生命健康的作用。在應用上，對於腰脊疼痛效果尤為顯著。另外對於下肢痿痹、婦科疾病、男性腎陽不足，以及小腹冷痛、腹瀉等都可以求助於命門穴進行有效治療。

扶正固本，補腎益精

督脈總督一身之陽經，本穴歸於督脈，位兩腎俞之

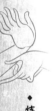

特效穴袪病不求人

間，具有壯腎陽、培元固本、補腎益精之功，主治遺精、陽痿、早洩、胎屢墜、赤白帶下、遺尿、尿頻、耳鳴、頭暈、泄瀉、腰痛等。

按摩命門，養腦健腦

督脈行於脊中，內絡於腦，腦為元神之府，本穴歸於督脈，故有健腦益智、鎮驚安神之功，用於治療癲癇、驚恐、神經衰弱等。

現代醫學新用法

現代醫學常用於治療婦科疾病，如子宮內膜炎、盆腔炎；生殖泌尿系統疾病，如性功能減退、前列腺炎、遺尿、小便不利、腎炎。

功效指壓

被施術者俯臥位，施術者兩手置於被施術者後腰部，用拇指指腹按揉命門穴。早晚各一次，每次按揉 3～5 分鐘，兩手交替操作。

配腎俞穴、太谿穴治遺精、早洩、腰脊酸楚、足膝無力、遺尿、癃閉、水腫、頭昏耳鳴等腎陽虧虛之症。配百會穴、筋縮穴、腰陽關穴治破傷風抽搐。灸命門、隔鹽灸神闕穴治中風脫症。配關元穴、腎俞穴、神闕穴（艾灸）治五更洩。

補命門、腎俞、三陰交治腎虛腰痛；瀉命門、阿是穴、委中、腰夾脊治腰扭傷痛和肥大性脊柱炎。

◆ 腰陽關穴——保健腰腿立奇功 ◆

本穴位於第 4 腰椎棘突下，穴屬督脈，督為陽脈之海，關乎一身陽氣，因喻穴為陽氣之關要處，故名腰陽關。該穴又被歷代醫家稱為陽關、背陽關、脊陽關。

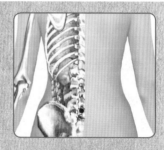

俯臥位，先按取骨盆兩側最高點，兩最高點連線與背部正中線交點處相當於第 4 腰椎棘突，棘突下方凹陷處即是本穴。

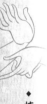

按摩腰陽關，延緩腿部衰老

人們常說「人老先老腿」。很多人一上了年紀，就容易出現腰腿疼痛的現象。

當老年人出現腿痛時，不能一味地只考慮腿的問題，因為很多腿痛的病根是在腰部。

比如說，腰椎間盤突出壓迫坐骨神經（人體最粗的一根神經，從腰臀部向下走行整個腿部後側正中線）時，就會出現腰痛連及腿痛的症狀。

這時應當查明病因，予以正確的治療。腰陽關穴對於這種腰腿痛有比較好的療效。

腰陽關穴歸於督脈，位居腰部，具有溫腎壯陽、強筋壯骨、利關節、止痺痛之功效，用以治療腰骶痛、下肢痿痺等病症。

特效穴祛病不求人

按摩腰陽關，治療生殖系統疾病

對該穴施以適當的按摩治療手法，不僅能夠治療腰骶疼痛、下肢痿痺，而且對月經不調、赤白帶下等婦科病，或者遺精、陽痿等男科病都有不錯的療效。同時，腰陽關穴也能對以上疾病起到預防作用，是常用的保健穴。腰陽關穴在命門下方，為元陰元陽之會所，具有補腎氣、益精血、陰陽雙補之功，主治遺精、陽痿、月經不調等。

按摩腰陽關，緩解腰疼有方法

發現腰部疼痛的時候，可以躺下來，趴著，用熱毛巾或者熱水袋，在腰陽關的位置熱敷，保持這個部位的熱度，每次敷 20 分鐘到半小時即可。如果身邊沒有合適的物品，也可以採用按摩的方式，用大拇指在腰陽關的位置打轉按摩，每次按揉 100 下，可以很好地改善疼痛的症狀。

現代醫學新用法

現代常用於治療運動系統疾病，如腰髖部疼痛、坐骨神經痛、脊柱炎、膝關節炎；其他疾病，如慢性腸炎、痢疾。

功效指壓

被施術者俯臥位，施術者兩手置於被施術者後腰部，用拇指指腹按揉腰陽關穴。按揉的手法要均勻、柔和、滲透，以局部有酸脹感為佳。早晚各一次，每次按揉 3～5 分鐘，兩手交替操作。

◆ 帶脈穴——解婦人憂愁的穴位 ◆

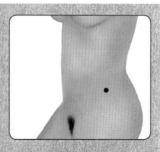

帶，指束帶。可主治婦人經帶疾病，故名帶脈。人體有一條經脈叫做帶脈，如腰帶一般，繞臍一周，猶如束帶。在這個束帶上，在腹部側面有一個穴位叫做帶脈穴。帶脈穴在季肋下 1.8 寸，足少陽、帶脈兩經之會，為帶脈經氣所過之處，側臥，於腋中線與平臍橫線之交點處取穴。

排解婦女憂愁的疾病

古代中醫稱婦產科疾病為「帶下病」。帶脈是用來治療各種婦科疾病的非常有效的穴位。

本穴歸於足少陽膽經，位居脅下，具有活血理氣、調經止痛之功，無論是月經不調、痛經或者是白帶異常等，都可以採用按揉帶脈穴的方法來起到治療的作用。

現代常用於治療功能性子宮出血、閉經、子宮內膜炎、附件炎、盆腔炎、子宮脫垂、陰道炎等婦科疾病。

無病的時候按揉該穴，可以起到防止內臟下垂的作用。對婦女還能起到防治婦科病的作用。

生殖系統疾病一掃光

本穴為足少陽、帶脈兩經之會，具有通利下焦、補肝

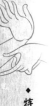

腎、調經止帶之功，是治療帶下病的要穴，主治赤白帶下、疝氣等症。

此外，按摩帶脈還能夠治療膀胱炎、睾丸炎等泌尿系統疾病。

現代醫學新用法

現代常用於治療：婦科系統疾病，如功能性子宮出血、閉經、子宮內膜炎、附件炎、盆腔炎、子宮脫垂、陰道炎；泌尿生殖系統疾病，如膀胱炎、睾丸炎；其他，如帶狀疱疹、腰痛、下肢無力等。

功效指壓

正坐或仰臥，雙手握拳分別置於兩側腹部，以雙手的拇指指腹按揉兩側的帶脈穴。按揉時指腹緊貼皮膚，力度要均勻、柔和、滲透，以局部有酸脹感為佳，不可用蠻力，以免引起損傷。

每天儘量堅持早晚各一次，每次 3～5 分鐘，雙側帶脈穴同時按揉。

◆ 京門穴──消除肥胖的美體穴 ◆

京，指京都；門，指門戶，穴為腎之募，為經氣結聚之氣，主治水道不利，為益腎利水要穴，故名京門。採用側臥位取穴。在身體側腰部，十二肋骨游離端下際 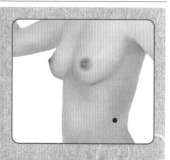 處，或兩手叉腰，拇指向後，摸取人體最下面一根肋骨，在該肋骨尖下方即是京門穴。

勝過減肥藥的減肥要穴

現代人多進食高脂肪、高熱量的飲食，使得肥胖的發病率越來越高。市場上的減肥藥琳瑯滿目，減肥廣告漫天飛舞，可是吃藥對身體有損害，其他很多方法不是無效，就是減肥後易再度反彈。

可以試驗一下中醫經絡穴位的減肥方法。既不會對身體造成損害，又能帶來苗條的身材，何樂而不為呢？京門穴之所以能減肥，具體原因有以下兩個：

第一，是由於「腎主水」，按揉該穴可以排掉身體內多餘的水分，自然有助於體重下降。

第二，是由於按揉該穴，可以振奮腎中真陽，加快身體的代謝，加速體內廢物的排出，故能起到減肥的效果。可治療小便不利、水腫、腹脹、腹瀉、腸鳴、嘔吐、腰痛、胸脅疼痛。

按摩京門穴，幫你排除多餘水分

京門穴是腎的募穴，是腎經脈氣結聚於胸腹部之處，腎主水，故本穴有益腎利水、健脾祛濕之功，主治小便不利、泄瀉、腹脹腸鳴等。

按摩京門穴，可治腰脅痛

京門穴歸於足少陽膽經，具有通經活絡、行氣止痛之功，主治腰脅痛等。

現代醫學新用法

現代醫學主要用於治療泌尿生殖系統疾病，如腎炎、疝痛、尿石病；其他，如肋間神經痛、腰背肌勞損、腸炎。

功效指壓

正坐或仰臥，按揉時拇指指腹緊貼皮膚，力度要均勻、柔和、滲透，以局部有酸脹感為佳，不可用蠻力，以免引起損傷。

每天儘量堅持早晚各一次，每次 3～5 分鐘，雙側京門穴同時按揉。

京門穴配行間穴，可治療腰痛不可久立仰俯；配身柱穴、筋縮穴、命門穴，則可治脊強脊痛。

◆ 章門穴──細心關照脾臟的穴位 ◆

章，指彰盛之義；門，指出入要地。穴為脾之募，又為臟會。足厥陰脈行此，與五臟之氣盛會，為臟氣出入之門戶。穴為主治臟病之要穴，故名章門。取仰臥或側臥位，在腋中線，屈肘合腋時，當肘尖止處是穴。

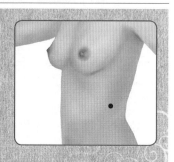

保健脾胃的養生大穴

五臟之氣匯聚於章門，六腑之氣匯聚於中脘，故而章門穴和中脘穴分別擅長治療臟病和腑病。章門穴不僅是「臟會」，還是脾臟的募穴。

五臟有疾應當首選其募穴，因為募穴是所對應臟器的疾病反應點，檢查募穴處是否有壓痛、結節或膚色變化等，能反映該臟器是否發生疾病。

脾為氣血生化之源，本穴為脾的募穴，臟之會，是脾的經氣結聚之處，具有健脾和胃、調中補虛、益氣養血之功效，主治神疲肢倦、腹痛、腹脹、腸鳴、泄瀉、嘔吐、小兒疳積等。

肝臟健康，保持氣血通暢

章門穴出自《脈經》的「關脈緩，其人不欲食，此胃氣不調，脾胃不足。宜服平胃丸、補脾湯，針章門補

特效穴祛病不求人

之」。

本穴歸於足厥陰肝經，為足厥陰、足少陽之會，具有疏肝解鬱、調暢氣機、理氣活血、行氣止痛之功，經常按揉，對胸脅痛、黃疸、痞塊等疾病有很好的療效。

現代醫學新療法

現代醫學常用於治療消化系統疾病，例如肝脾腫大、肝炎、腸炎、腹脹、腹膜炎、腸疝痛、黃疸；泌尿生殖系統疾病，例如膀胱炎、腎炎；其他，如癲狂、癇證、高血壓等症。

功效指壓

取仰臥位或坐位，用雙手的拇指指腹分別點揉兩側的章門穴，順時針和逆時針交替點揉。

點揉的力度要均勻、滲透，不可使用蠻力，以免引起損傷，以局部有痠痛感為佳。

每天早晚各一次，每次點揉 3～5 分鐘，兩側章門穴同時點揉。

◆ 環跳穴——腰腿疼痛輕鬆解決 ◆

環，指環曲；跳，指跳躍。穴居髀樞中，側臥伸下足，屈上足取之，因其屈膝屈髖呈環曲，如跳躍狀，故名環跳。環跳穴別名分中、髀樞、髖骨。側臥，伸下腿，屈上腿呈 90°，以小指關節橫紋按在大轉子上，拇指指向脊柱，當拇指指尖止處是穴；側臥，於大轉子後方凹陷處，約當股骨大轉子與骶管裂孔連線的外中 1/3 交點處取穴。

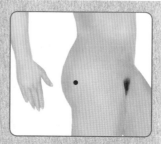

腰腿疼痛，按後止痛

著名老中醫呂景山先生在國外工作期間，一位友人告訴他：自己右臀部、大腿後面、小腿外側疼痛難忍，難以屈伸，穿、脫褲子都感到困難，這種疼痛已經持續了十多天。

呂景山先生取來了針灸針，選了兩個穴位進行治療，其中一個是環跳穴（另一個是陽陵泉），不久，友人就感到疼痛減輕了。

本穴歸於足少陽膽經，為足少陽、足太陽兩脈之會，位居臀部，具有祛除風濕、舒筋活絡、通利關節、活血化瘀、散寒止痛之功，為治療腰腿痛要穴，主治腰胯疼痛、半身不遂、下肢痿痹、挫閃腰痛、膝踝腫痛不能轉側等。

◆ 特效穴祛病不求人

按揉環跳穴，治療風疹

本穴屬足少陽膽經，具有疏散少陽風熱、和營止癢之功，配內關、曲池、血海、陽谿等穴位治遍身風疹。

現代醫學新用法

現代醫學常用於治療運動系統疾病，如坐骨神經痛、腦血管病後遺症、腰腿痛、髖關節及周圍軟組織疾病；其他疾病，如感冒、神經衰弱、風疹、濕疹等。

肘壓方法

由於此穴區肌肉豐厚，應當由他人代為按揉。俯臥位或站立位，施術者屈肘，以肘尖點揉環跳穴。

點揉時力度要均勻、柔和、滲透，使力量深達深層局部組織，切忌用蠻力。自我按摩時適合用中指用力點揉。每天儘量做到早晚各一次，每次 3～5 分鐘，雙側環跳穴交替點揉。

◆ 腰俞穴——肛腸疾病的剋星 ◆

穴居腰尻之解，當骶管裂孔處，故名腰俞。俯臥位，先按取尾骨上方左右的骶角，與兩骶角下緣平齊的後正中線取穴。

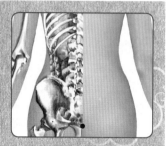

肛腸疾病找腰俞

現在患痔瘡的人很多，因此五花八門的治療痔瘡的廣告宣傳頁貼得到處都是，而且很多地區都有治療肛腸疾病的專門醫院。

可是，有沒有更好的辦法，可以不用進醫院或者服用藥物，就能預防肛腸疾病的發生？

或者當較輕的肛腸疾病發生時，抑制疾病的進一步發展呢？

在人體脊柱最下方的骶管裂孔處有一個穴位—腰俞穴，對於肛腸疾病有非常明顯的療效。

經常按揉該穴，不但對腹瀉、痢疾、便血、便秘等腸腑的功能性疾病有效，而且對於腸腑的器質性病變，例如痔瘡、脫肛等也有防止其進一步惡化的功效。

腰俞穴出自《素問‧繆刺論》的「邪客於足太陰之絡，令人腰痛，引少腹控䏚，不可以仰息，刺腰尻之解，兩胂之上，是腰俞」。此穴又稱為髓空、腰戶、髓俞、髓

特效穴祛病不求人

孔、腰注。

強筋健骨按腰俞

督脈總督諸陽經，本穴歸於督脈，具有培補下焦、溫腎壯陽、強健筋骨之功，用於治療月經不調、腰脊強痛、下肢痿痺等。

督脈通於腦，腦為元神之府，本穴隸屬督脈，故有定驚安神之功，用於治療癲癇等。

現代醫學新用法

現代常用於治療：泌尿生殖系統疾病，如月經不調、盆腔炎、尿路感染、尿失禁、陽痿、遺精等；其他疾病，如腰骶神經痛、下肢麻痺等。

功效指壓

俯臥位，用中指或食指指腹點揉腰俞穴。點揉的力度要均勻、柔和、滲透，不可用蠻力。

每天儘量做到早晚各一次，每次點揉 3～5 分鐘，可兩手交替操作。

◆ 長強穴──打通「小周天」的助手 ◆

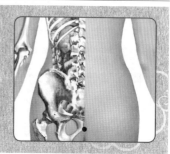

俯臥位或膝胸臥位，尾骨下端與肛門之間的凹陷處取穴。

日常保健「小周天」

長強穴就在後背的正下方，尾骨端與肛門連線的中點處。「長」是長大、旺盛，「強」顧名思義就是強壯、充實。長強合二為一，意味著這個穴位的氣血很強盛。長強穴是督脈的第一個穴位，循環無端為之長，健行不息為之強。該穴一穴而通任督兩脈，督脈從該穴出發，發出絡脈向前聯絡任脈，長強穴善於調和任督兩脈，即善於調和陰陽。經常按揉長強穴，能促進任督兩脈的脈氣相互接應，促進「小周天」的打通，是人體的日常保健大穴。

長強穴又是督脈、足少陰腎經、足少陽膽經的交會穴，為五痔之本，主治便血、尿血、嘔血、兩便不利，其中對於腸腑疾病引起的便血、腹瀉、痢疾、便秘、痔瘡、脫肛尤為擅長。

該穴出自《靈樞 · 經脈》的「督脈之別，名曰長強，挾膂上項……」歷代經典醫書的稱法有：窮骨、氣之陰郄、龜尾、骶上、尾閭、氣郄、骨骶、龍虎、骶骨等。

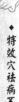

通絡止痛，日常保健按揉長強穴

本穴歸於督脈，督脈通於腦，腦為元神之府，故有祛風化痰、安神定志之功，主治癲狂、癇證等。本穴具有祛風止痙、舒筋活絡之功，主治瘈瘲、脊強反折等。還有強腰膝、壯筋骨、通絡止痛之功，主治腰背、尾骶骨疼痛等。

古人說：「和則一，一則多力，多力則強，強則勝物。」意思是說，把力量合到一起，人就強大了，對於外邪就有更強的抵抗力。所以，時不時按摩一下長強穴，就相當於助長強一臂之力。

古人對這個穴位有這樣的解釋：「循環無端之謂長，健行不息之謂強。」意思是人體的氣血是循環不息的，新陳代謝就在循環運行之中完成。氣血運行正常的話，人體的健康就能夠得到保證；否則，就很可能得病。

現代醫學新用法

現代常用於治療消化系統疾病，如痔瘡，脫肛，肛裂，慢性腸炎；生殖泌尿系統疾病，如會陰瘙癢，陰囊濕疹，性功能障礙，前列腺炎，小兒遺尿，陽痿，並可用於婦科引產；精神系統疾病，如精神分裂症等。

功效指壓

俯臥位，用中指或食指指腹點揉長強穴。點揉的力度要均勻、柔和、滲透。早晚各一次，每次點揉 3～5 分鐘，可兩手交替操作。

◆ 秩邊穴——解除痔瘡帶給你的煩惱 ◆

俯臥位，與骶管裂孔相平，後正中線旁開 3 寸處取穴。臀部上人字溝頂端旁開四橫指的凹陷處。

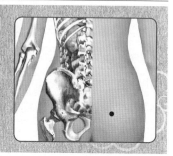

強筋健骨，治療下肢疾病

本穴具有調腸胃、理肛疾之功，用於治療痔疾、大便不利等。如配長強、承山、次髎可治濕熱痔疾。

本穴有強筋骨、健腰膝、通經活絡、祛風散寒、通痺止痛之功，用於治療腰骶痛、下肢痿痺等。

現代醫學新用法

現代常用於治療：運動系統疾病，如急性腰扭傷、梨狀肌損傷綜合徵；泌尿生殖系統疾病，如膀胱炎、生殖器疾病；其他，如腦血管病後遺症、脫肛、坐骨神經痛。

功效指壓

被施術者俯臥位，施術者兩手置於被施術者腰骶部兩側，雙手拇指指腹分別按揉兩側的秩邊穴。按揉的手法要均勻、柔和、滲透，以局部有痠痛感為佳。早晚各一次，每次按揉 2～3 分鐘，兩側秩邊穴同時按揉。

◆ 次髎穴──呵護女性驅走婦科疾病 ◆

髎，指髎骨，即骶骨。在骶骨第二孔中，居次上髎，故名次髎。

俯臥位，於第2骶椎下間隙與膀胱俞連線的中點處。

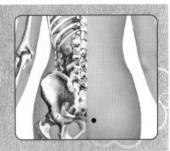

痛經止痛找此穴

有過性生活的女性，由於自己或者對方缺乏足夠的衛生知識，容易導致婦科疾病的發生。

比如白帶異常（顏色發黃或有腥味）伴有外陰瘙癢、宮頸炎甚至盆腔炎等；由於在月經期喝冷飲或者吃辛辣刺激的食品，導致痛經或月經不調等，都可以選用骶尾部兩側凹陷中的次髎穴進行治療。痛經時，按揉次髎穴，直至局部發熱，能明顯緩解疼痛的程度。

本穴位於骶部，有壯筋骨、強腰脊、通經止痛之功，用於治療腰骶痛、下肢痿痹等。

功效指壓

他人代為按揉。施術者兩手置於被施術者腰背部，雙手拇指指腹分別點揉兩側的次髎穴。按揉的手法要均勻、柔和、滲透，以局部有痠痛感為佳。早晚各一次，每次按揉2～3分鐘，兩側次髎穴同時按揉。

◆ 承扶穴──利尿保健奇穴 ◆

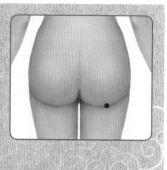

承，指承受，扶，指扶持。穴在臀下橫紋正中，意為本穴有承受上身而扶持下肢之用，故名承扶。承扶，又名肉郄、陰關、皮部。俯臥位，於大腿與臀部交界之臀溝中點取穴。

大腿保健的重要穴位

該穴位於大腿後側正中上部，兩側臀橫紋的中點，其深層是人體最粗大的神經──坐骨神經通過的地方，時常點揉，可以刺激坐骨神經，使之興奮，以減輕腿部的疼痛、麻木等不適感。

現代醫學新用法

現代醫學常用於治療：神經系統疾病，如坐骨神經痛、腰骶神經根炎、小兒麻痺後遺症；其他，如便秘等。

肘壓方法

被施術者俯臥位，施術者屈肘，用肘尖點揉承扶穴。點揉的力度要均勻、柔和、滲透，使力量深達深層局部組織，以有痠痛感為佳。早晚各一次，每次點揉 3～5 分鐘，兩側承扶穴交替點揉。

第 5 章

上肢
特效保健祛病穴

◆ 極泉穴──向狐臭說「Bye Bye」◆

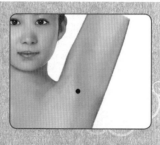

極，高、極致的意思；水之始出曰泉，心經經穴中，極泉位置最高，心主血脈，手少陰心經起於極泉，喻手少陰脈氣由此如泉中之水急流而出，故名極泉。

屈肘，手掌按於後枕，上臂外展位，於腋窩中部有動脈搏動處取穴。

揉揉極泉，輕鬆告別腋臭

腋臭，俗稱狐臭，由於其刺鼻的氣味使人感到特別的厭煩，聞到這種氣味的人大多掩鼻遠離，給狐臭患者造成很大的心理負擔和自卑感，從而影響工作、學習及交際。若腋臭較重，一般只能選擇切除汗腺，對於症狀較輕而又不願意手術的患者，除了勤洗澡、勤曬太陽和勤換洗衣物之外，還可經常按揉一下極泉穴。該穴下淋巴結和淋巴管豐富，皮膚汗腺發達，故刺激該穴可以治療瘰癧和狐臭。

功效指壓

端坐位，一手手臂微張開，以方便按揉腋窩。另一手拇指在前，其餘四指在後，置於腋窩部，握住覆蓋腋窩前方的胸大肌，以其餘四指按揉極泉穴，力度以感覺痠痛明顯為度，每次按揉2～3分鐘，左右交替，早晚各一次。

◆ 肩貞穴──肩周炎患者的福音 ◆

貞，正也。穴在肩下，正對腋紋頭上方 1 寸處，故名肩貞。在肩關節後下方，臂內收時，腋後紋頭上 1 寸處取穴。

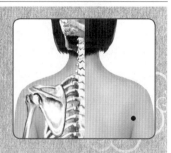

按揉肩貞穴，終止肩周炎痛

肩周炎患者經常會出現這樣的情況：當肩部上舉的時候，肩軸周圍疼痛不堪，其中一個較明顯的痛點常常位於肩部後面─肩貞穴的位置。該穴深層是附著在肩關節上的肌肉，由於發生肩周炎時該肌肉痙攣收縮，產生了疼痛。

現代醫學新用法

現代醫學常用於治療五官科疾病，如牙痛；運動系統疾病，如肩關節周圍炎、腦血管病後遺症、頭痛等。

功效指壓

一手臂彎曲肘關節，手搭於對側肩頭，另一手從該手臂下方繞過腋窩，以中指點揉肩貞穴，或用四指指尖按揉肩貞穴區。早晚各一次，每次點揉 2～3 分鐘，左右手交替。手法要均勻、柔和，力度要滲透，注意不要傷了施術的手指和手腕。

第 5 章 ◆ 上肢特效保健祛病穴

◆ 肩髎穴——肩部不舒服的好幫手 ◆

上臂外展平舉，肩關節部即可呈現出兩個凹陷窩，前者為肩髃，後者為肩髎；或上臂垂直，於鎖骨肩峰端後緣直下約 2 寸，當肩峰後緣與肱骨上端內側面所構成的凹陷處取穴。

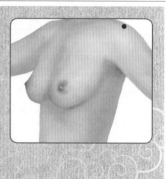

緩解電腦綜合徵

電腦綜合徵主要表現為眼睛乾澀疲勞，肩背疼痛，失眠多夢，神經衰弱，嚴重者頸椎和腰椎都會出現病變。對於肩部的疼痛，除了選用肩前部的肩髃穴外，肩後部的肩髎穴也是常用穴。

現代醫學新用法

現代常用於治療：運動系統疾病，如肩關節周圍炎、腦血管病後遺症；其他，如胸膜炎、肋間神經痛。

功效指壓

上臂外展平舉，在肩關節後方有一明顯凹陷，用另一手食指或中指指腹進行按壓，感覺痠痛明顯處即為肩髎穴。雙手交替按壓，每次按壓 2～3 分鐘，早晚各一次。也可以找他人代為按壓。

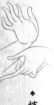

◆ 特效穴祛病不求人

◆ 肩髃穴──肩部保健必選的穴位 ◆

髃，髃骨也，為肩端之骨。穴在肩端部肩峰與肱骨大結節之間，故名。將上臂外展平舉，肩關節部即可呈現出兩個凹窩，前面一個凹窩中即為本穴；或者垂肩，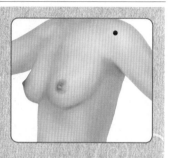當鎖骨肩峰端前緣直下約2寸，當骨縫之間，手陽明大腸經的循行在線處取穴。

手臂攣痺取肩髃

隋末唐初的著名醫學家甄權擅長針灸治病。有一天，魯州刺史受風寒，肩不能抬起而不能拉開弓箭，遍訪名醫無人能治，後來求治於甄權。甄權在其肩髃穴上刺入一針，出針後，刺史立刻就能拉弓射箭了。

這個典故說明了肩髃穴對肩部疼痛有奇效。肩周炎，又稱為「五十肩」，肩膀就像凝固、凍結了似的，活動受到限制。對於該病，肩髃穴是其治療特效穴。

功效指壓

端坐位，一手臂自然下垂，另一手以中指指腹按壓肩髃穴。按壓該穴時，力量要滲透，可感到局部痠痛感明顯，有時會出現向上臂放射的現象。每次按壓3～5分鐘，左右手交替按壓，早晚各一次。

◆ 尺澤穴——潤肺止瀉應急要穴 ◆

尺澤為手太陰肺經的合穴，又有「肘中動脈」的美名，五行屬水。伸臂向前，仰掌，掌心向上，肘關節彎曲約呈 120°時，肘窩處可摸到一繃起的大筋，大筋外側緣即是該穴。

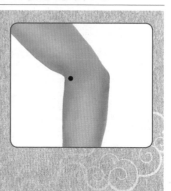

清肺補腎，潤燥良穴

「尺澤」，從名字上來分析，有灌溉之意，而「尺」字又暗指腎臟，因此本穴有補腎之功。它的原理是由降肺氣來達到滋補腎臟的目的，最適合上實下虛的人。

清邪熱，止急性嘔吐、泄瀉

尺澤穴屬手太陰肺經，此經絡發自中焦，向下行經大腸，後循環過胃口，在此循環中，肺部的邪熱便逐漸向胃腸移動，有效緩解泄瀉、嘔吐等症狀。

功效指壓

端坐位，一手臂伸臂向前，仰掌，掌心向上，肘彎曲約 120°，另一手中指指腹按壓尺澤穴，以按之痠痛明顯，甚至痠痛感向上下擴散但能夠忍受為度，按壓至局部透熱為止，雙側交替按壓各 2 分鐘，早晚各一次。

◆ 曲池穴——止癢、降壓一按就靈 ◆

曲池穴位於肘橫紋的外側。取穴時，需屈肘成直角，此穴就在肘橫紋的外側端，即肱骨外上髁內緣凹陷處。曲池穴是大腸經的合穴，有「清熱解毒、和營退熱、降逆活絡」的功用。

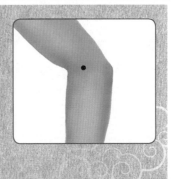

治療風疹，快速擊退瘙癢

風疹，以皮膚上出現形狀各異、大小不等的風團並伴瘙癢為主症。此病多因風邪入侵無法消散，鬱積在肌膚和血液裏而導致發病；或因吃多了滋補燥熱之物導致腸胃積留了太多熱氣不能宣洩鬱於肌膚而發病。

抗擊過敏性鼻炎

掐按曲池穴可刺激經絡穴位，具有「清熱解毒、祛風通絡、開通肺氣」的作用，可使體內氣血暢通，達到治療過敏性鼻炎的效果。可治療鼻、咽喉部位的病症。

現代醫學新用法

治療肩關節疼痛、肘關節疼痛、高血壓、上肢癱瘓、扁桃體炎、甲狀腺腫大、急性胃腸炎、蕁麻疹、流行性感冒等症，此穴對皮膚病、瘡瘍癤腫也有奇效。

◆ 少海穴——隨身攜帶的「心理醫生」 ◆

少，指手少陰經；百川之匯曰海，該穴為手少陰之合水穴，屬水，為脈氣匯聚之處，故名少海。屈肘舉臂，以手抱頭，肘橫紋內側端與肱骨內上髁連線中點處。

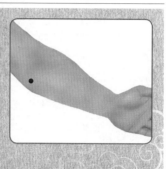

使用方便的「心理醫生」

少海，為古代地名，即渤海之意。手少陰心經所入為少海，海者，深闊無疆，少陰經最裏，部位最深。

其治症複雜，表裏寒熱虛實或者七情志意之病均可取少海穴進行調理。

按壓少海，澆滅心火

少海為手少陰的合水穴，心屬火，水剋火，心火上炎導致的各種病症均可取少海穴進行治療。例如，心火導致的牙痛、頭暈目眩等都可按壓少海穴得以緩解。

功效指壓

屈肘向上，手微握拳，以另一手拇指指端按壓少海穴，力度以痠痛感明顯但能忍受為度，使力量滲透入局部組織，每次按壓2～3分鐘，左右手交替，早晚各一次。

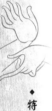

◆ 特效穴祛病不求人

◆ 孔最穴——治咯血、痔瘡最有效 ◆

孔，孔隙也；最，多也，甚也，聚也。該穴屬於手太陰肺經之郄穴，為本經氣血深聚之處，是理血通竅最得用之穴位，故名孔最。

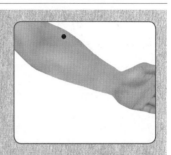

伸臂仰掌取穴，從尺澤穴至腕橫紋外側端脈搏搏動處連線的中點向上約一橫指處。或者伸臂仰掌，另一手握住該手臂前臂中段上緣處，拇指向上推約一橫指，按之痠痛明顯處即是該穴。

氣血匯聚，滋陰潤肺

氣候乾燥地區，尤其秋天，燥金傷肺，肺傷則咳，咳嗽劇烈者，甚至會咯出血絲。孔最為氣血匯聚之處，對咯血有特效，是值得牢記於心的穴位。

該穴為肺經郄穴，善於治療血證、急症，如肺熱咯血、高熱不退、急性咳嗽、氣喘、咽喉腫痛等肺系疾病。

功效指壓

端坐位，一手臂伸臂仰掌，用另一手拇指或中指指腹點揉孔最穴，以穴點有痠痛感但能忍受為度，可按揉至透熱或者局部皮膚微紅，雙側穴位交替點揉各 3 分鐘，每天早晚各一次。

◆ 手三里穴——通經活絡，緩解疼痛 ◆

手三里具有通經活絡、清熱明目、調理腸胃的功用，主治牙齒疼痛、嘔吐、泄瀉、腹痛、肘臂疼痛、腰背痛及消化性潰瘍等症。屈肘取穴，曲池與陽谿連線上，曲池穴下 2 寸，或在肘端下 3 寸處取該穴。

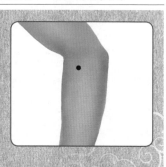

手臂不舒服，隨手就按

隨著人們飲食結構的改變，高蛋白質、高脂肪的飲食給當代醫學帶來了很多棘手的難題，比如中醫所稱的中風（現代醫學分為腦出血或腦梗塞），若治療不當或不及時可留下後遺症一半身不遂。

經常按摩手三里，對上肢不遂能起到緩解和治療的作用。其實，任何情況下出現手臂麻木、疼痛或者其他不舒服，都可以按揉以緩解不適。

各類牙痛之特效穴位

胃火牙痛，一般由辛辣之物引起，發作時下牙疼痛劇烈，即便服用止痛藥也未必見效。

此時，可緊急掐按雙側內庭、頰車和手三里穴，5 分鐘後便可見效；腸火牙痛由大腸實火造成，刺激雙側合谷、曲池和手三里穴，其效果立竿見影；虛火牙痛屬腎虛

◆ 特效穴祛病不求人 ◆

牙痛，一般持續時間較長，且牙齒根部有鬆動跡象，可每天刺激合谷、手三里、太谿 3 個穴位 3～5 分鐘，以補足腎陰，緩解疼痛。

掐按手三里，治療腰腿痛

手三里對因「腸腹時寒」引發的「腰痛」有很好的效果。另據現代臨床醫學證明，手三里穴不僅可用於治療上肢疼痛，透過掐按等強刺激手法，還可以用於下肢疼痛的治療，止痛效果好。

【具體方法】前臂稍屈曲，用對側拇指腹按於手三里穴，由輕而重掐按 2 分鐘，以局部有酸脹感為度。

現代醫學新用法

現代常用於治療：運動系統疾病，如肩臂痛、上肢麻痺、半身不遂；消化系統疾病，如潰瘍病、腸炎、消化不良；五官科疾病，如牙痛、口腔炎；其他，如頸淋巴結核、面神經麻痺、感冒、乳腺炎。

功效指壓

一手屈肘放於胸前，另一手屈肘用拇指垂直彈撥該手臂的手三里穴，彈撥時，用手臂發力，帶動腕部活動，不可直接用腕部發力，以免造成腕部損傷。

彈撥該處痠痛感明顯。每次彈撥 3～5 分鐘，早晚各一次，雙手交替。

◆ 曲澤穴——心痛心悸它來救 ◆

曲，指屈曲；澤，水之歸聚處。因穴在肘橫紋上，肱二頭肌腱尺側緣凹陷中，微屈其肘始得其穴。又因穴為手厥陰之合，屬水，以水歸聚如澤喻本穴，故而得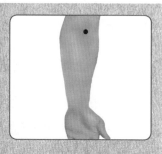

名。伸臂向前，仰掌，掌心向上，肘關節彎曲約呈120°時，肘窩處可摸取一繃起的大筋，大筋內側緣即是該穴。

按揉曲澤，心臟保健康

由於老年人血管彈性變差，加之飲食不節，不少人患上了心臟病。

在心臟病遷延、加重或發作的過程中，會出現心慌、心悸、胸悶、飲食無味等症狀。

這時按摩曲澤穴可有效緩解不適。曲澤穴為心包經的合穴，不但具有心包經穴位治療心臟疾病的共性，而且對於伴有胃部不適、噁心、嘔吐的心臟病患者尤為適宜。

刺激曲澤，治療暑熱病

曲澤穴出自《靈樞·本輸》的「曲澤，肘內廉下陷者之中也，屈而得之，為合」。《針灸銅人》中謂該穴能「治心痛，善驚身熱，煩渴口乾，逆氣嘔血，風疹，臂肘

◆ 特效穴祛病不求人

手腕善動搖」。

該穴在肱二頭肌腱尺側緣，故刺激該穴可影響該處肌腱的作用，治療肘臂攣痛。

肘窩、膕窩處富含血液，該處的穴位對於熱證、血證多有良效。該穴名為「曲澤」，具有潤澤之性，還善於治療暑熱病。

按摩曲澤，緩解胃部不適

曲澤穴為合穴，「合主逆氣而洩」，「病在胃及飲食不節得病者，取之合」，說明合穴對胃病及上逆性病症有獨特的治療作用。

曲澤穴還可以治療胃痛、嘔吐、嘔血等胃病。

功效指壓

正坐伸肘，掌心向上，肘關節約呈 120°，另一隻手輕握肘尖，四指在外，拇指彎曲，用指尖垂直按壓曲澤穴，有酸麻脹痛感，雙手交替按壓，早晚各一次，每次 1～3 分鐘。

◆ 郄門穴──急性心疾用力掐 ◆

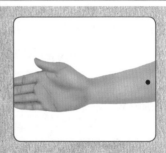

郄，孔隙的意思，是本經氣血深藏聚集之處，該經或該經所對應的臟腑有疾時，可在該穴處有反映─按之痠痛或穴位出現結節等。該穴出自《針灸甲乙經》的「郄門，手心主郄，去腕五寸」。

《針灸甲乙經》曰：「嘔血，大陵及郄門主之。」郄門穴為手厥陰之郄穴，當去腕 5 寸，在兩筋分肉之間，如門之狀，故名郄門。

仰掌微屈腕，先取腕橫紋中點之大陵，其上 5 寸處（四手指併攏為 3 寸），在兩條大筋之間、痠痛明顯的凹陷處取穴。

心臟病發作急救穴位

目前，冠心病已成為威脅老年人健康的最大危險因素之一。很多冠心病患者外出時總是帶著速效救心丸，以便在急性發作時救命之用，但忘記帶了怎麼辦？其實，心包經的郄門穴也是心臟病急性發作時可以急救的好穴位，且操作方便簡單。

本穴為手厥陰心包經的郄穴，郄穴臨床上擅長治療急症，故本穴較該經其他穴位，尤適宜於急性心痛、心悸、心煩、胸痛等心臟疾病。

同時，內關配郄門用於心絞痛的急救不但能即刻解除症狀，阻止疾病進一步發展以挽救患者的生命，還可以大大減少含服硝酸酯製劑的不良反應，且取穴簡單，施針方便，可重複性強，便於推廣。

按摩郄門，氣血順暢，遠離疾病

郄穴為氣血深藏積聚的穴位，本穴對於嘔血、鼻出血等熱性出血證有特效；氣血凝澀阻滯，蘊結而成疔瘡、癰腫，亦可取本穴治療。

癲癇之疾，是由於心神被擾或心竅被蒙，心包代心受邪。癲癇為急症，故癲癇發作時當急取該穴治療。

同時，現代醫學研究表明，刺激郄門穴對肺功能有調整作用，還可以升高血氧飽和度，不致缺氧，改善心臟功能。

功效指壓

伸臂仰掌，用拇指指端按壓郄門穴，按之酸麻脹痛明顯，重按酸麻脹痛感可向下傳於手指，向上可傳至上臂部，左右手交替按壓，早晚各一次，每次 3～5 分鐘。

◆ 間使穴——使抑鬱心情變開朗 ◆

伸臂仰掌，手掌後第一橫紋正中（大陵）直上 3 寸（食、中、無名、小指四指相併為 3 寸，稱為「一夫法」），當兩個肌腱之間凹陷處取穴。

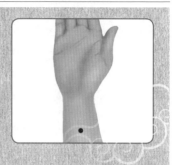

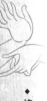

按揉間使穴，排遣抑鬱

現代人生活節奏越來越快，尤其是大城市的人們生活與工作壓力大，每天都在忙碌奔波，很多人因為生活或工作上的不得意而心情抑鬱，嚴重者甚至患上憂鬱症。

對於該病，除了必要的常規治療之外，還可經常按摩心包經的經穴——間使穴，「日久見真情」，該穴一定不會辜負你的期望，可以有效幫助你緩解心情抑鬱的狀況。本穴對胃痛、嘔吐等熱性胃病有特效。

現代醫學新用法

現代研究表明，灸該穴能增加冠脈血流量，改善心功能。

功效指壓

正坐伸肘，以拇指指端按壓對側手臂的間使穴，以有痠痛感為佳，左右手交替按壓，早晚各一次。

◆ 特效穴祛病不求人

◆ 通里穴——中風失語的靈丹妙藥 ◆

仰掌，於尺側腕屈肌腱橈側緣，腕橫紋上 1 寸處取之。腕橫紋內側頭向上一橫指。

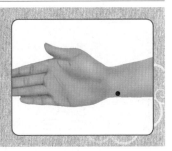

中風失語的靈丹妙藥

近年來，隨著中風發病率的增高，對於中風失語症，心經絡穴——通里穴不容忽視。該穴為手少陰心經之絡穴，從該穴發出絡脈「系舌本」，故對於舌強不語、暴瘖有特效。在臨床上，通里穴是用於治療中風失語的常用穴，但是一定要堅持不懈地點揉此穴才能有較好的效果。

刺激通里穴，治療上肢疼痛

該穴位於腕部稍上方，其下方有神經從腋窩下經少海穴走來，故刺激該穴不僅可以治療腕部疼痛，對於臂部內側的疼痛也有一定療效。現代研究發現，針刺通里穴，可使部分癲癇發作的患者腦電圖趨於規則化。

功效指壓

端坐仰掌，手微屈，用另一手拇指指尖掐按通里穴，按之痠痛明顯，注意勿掐破皮膚。每次掐按 2～3 分鐘，左右手交替，早晚各一次。

◆ 內關穴──疑難雜症應急要穴 ◆

內關穴又名「陰維穴」，位於腕臂內側，掌長肌腱與橈側腕屈肌腱之間，腕橫紋上 2 寸處取穴，將一隻手中間三指併攏，無名指放在另一手的手腕中間的橫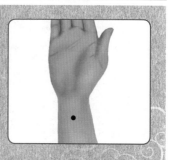紋的中央上，則食指下方按之凹陷並痠痛處即是該穴。

有效降低舒張壓，緊急對付併發症

舒張期血壓升高的患者，常伴有胸悶、胸痛、頭痛、頭脹、頭暈、項強等症狀，此時，用力按揉雙手的內關穴可緩解血管平滑肌痙攣，使舒張壓下降。

此外，內關穴尤其善於寬胸理氣，平常作為保健穴，還能增強心臟的無氧代謝功能。不過，在解除了身體燃眉之急後，應立即前往醫院診治原發病，防止病情惡化，使得身體得到進一步治療。

按揉內關止疼痛

當身邊無藥、無針卻偏偏碰到心絞痛發作時，用力按揉兩側內關穴，可以緩解疼痛；當胃腸平滑肌痙攣時，用力按揉內關穴可以起到和胃降逆、寬胸順氣、解痙止痛的作用，緩解和治療噁心、嘔吐、打嗝、痙攣性疼痛等症狀。

◆ 特效穴祛病不求人

172

內關穴屬手厥陰心包經，是麻醉、止痛的常用穴之一。主要用於循環系統疾病的治療，如心動過速或過緩、心律不整、心內膜炎或外膜炎、風濕性心臟病、心絞痛、心肌炎、高血壓等。

此外，它也常用來治療胃炎、胃痙攣等消化系統疾病和失眠、癲癇等神經系統疾病。

掐揉內關以定喘止暈

哮喘持續發作時，可在就醫前，進行如下緊急處理：用拇指強力掐壓刺激定喘（或外定喘）、內關、天突、魚際各穴位約 3 分鐘。

在無藥物的情況下，要想緊急緩解暈船、暈車、暈機的症狀，也只需用拇指掐揉內關穴即可。

常按內關穴，疑難雜症自無蹤

失眠、梅核氣多由情志所傷或精神過度緊張所致，常表現為失眠多夢、不思飲食、悲傷欲哭、心中煩亂、不願說話等，或常感喉部有異物，吞嚥困難。

對付這些疾病應用力按揉內關穴，可起到和胃降逆、理氣化痰、寧心安神、解鬱除煩、鎮靜催眠的作用，進而緩解或治療上述病症。

◆ 神門穴──治「心」之要穴 ◆

神門穴，五行屬土，為心經原穴，屬手少陰心經。此穴位於人體手腕部，仰掌取穴於手腕關節手掌側，尺側腕屈肌腱的橈側凹陷處。

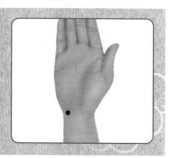

按揉神門，保養心系統

神門是心經原穴，是心經的動力之源。神門穴有補心益氣、安神降火之功，主治失眠、心悸、癲癇、心痛、高血壓、心絞痛、神經衰弱、無脈等症。

經常按壓神門，可調理心經，維持心臟正常運作，從而防止心慌、盜汗、健忘、咽痛等心系統疾病。

自我按摩時，可以用單手拇指去按揉另一隻手的神門穴，力度適中，不可過大，有酸脹感即可。

掐按神門，輕鬆入眠

失眠的原因很多，內燥滋生、心火上揚，脾、膽受寒等都可引起失眠。

刺激神門不僅可直接滋養心經，起到抑制心火的作用；還可使整條心經活躍起來，疏通其他臟腑經脈，使血氣在全身的運行不受阻滯，補足脾等其他臟腑的經氣，對失眠有廣泛的治療作用。

◆ 特效穴祛病不求人

【具體方法】失眠較輕的情況下，以拇指加適當力度按揉雙手神門穴即可，每次 5～10 次。失眠較重，則要採用掐按的手法，按壓雙手神門穴，以加重對該穴位的刺激。

【具體掐按方法】一手拇指尖掐按對側神門穴約 1 分鐘，左右手交替進行，以局部有酸脹感為佳。

刺激神門，治療癲癇

中醫認為，癲癇是因神耗太多，思慮過度，造成心脾虛弱、鬱結於肝、痰濁不化、心竅被蒙蔽所致。刺激神門可重開心竅，從而有益於治療癲癇。

在刺激神門的同時，配合取心俞穴、肝俞穴和脾俞穴，更有利於行氣化瘀，補脾益血，加速康復。

功效指壓

端坐仰掌，手微屈，用另一手拇指指尖掐按神門穴，按之痠痛明顯，注意勿掐破皮膚。每次掐按 2～3 分鐘，左右手交替，早晚各一次。

◆ 支溝穴——氣行便通一身輕 ◆

　　支，同肢；溝，指溝渠。穴在上肢前臂尺、橈兩骨之間，因喻脈氣行於兩骨間如水行於溝，故而得名。

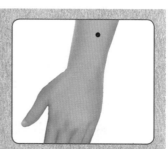

　　該穴出自《靈樞‧本輸》的「行於支溝」，又稱「飛虎」穴。

　　伸臂俯掌，於腕背橫紋中點直上 3 寸，尺、橈兩骨之間，與間使穴相對處取穴。

預防痔瘡促排毒

　　民間有俗話說「十人九痔，十女十痔」，痔瘡的發生多由於初期大便排泄不通暢，過於用力致使直腸末端血管聚集成團發生出血或直腸黏膜脫出。

　　便秘不僅會導致痔瘡，而且是美麗容顏的「殺手」，甚至會引起直腸癌。透過按摩手背上的支溝穴，再配合腹部局部穴位的按揉可以改善便秘的問題。

　　支溝穴為三焦經的經穴，三焦通行元氣和運行水液。啟動支溝穴，可以使元氣運行通暢，推動大便排出。

按摩支溝穴，緩解身體各種不適

　　本穴為手少陽三焦經火穴，能清洩少陽偏亢相火，具

特效穴祛病不求人

有疏利三焦、聰目竅、利咽喉之功，主治耳聾、耳鳴、面赤、目赤腫痛、口噤等頭面五官疾病。

本穴有祛風濕、通經絡、止痹痛之功，是治療上肢痛麻的要穴，主治目外眥，頸、肩、背痛，肘臂屈伸不利，手指疼痛，手顫等。

三焦為運行氣血的通道，故本穴能調節氣機的運行，用於治療咳嗽、逆氣、胸脅痛、心痛、腹痛、嘔吐、便秘等。

現代醫學新用法

現代醫學常用於治療運動系統疾病，如急性腰扭傷，肩背軟組織損傷，上肢癱瘓；心胸疾患，如肋間神經痛，胸膜炎，肺炎，心絞痛，心肌炎，丹毒；其他，如急性舌骨肌麻痹，習慣性便秘等。

功效指壓

將一手屈肘放於胸前，掌心向下，另一手反手握住該手腕關節上方的外側，用拇指指端點揉支溝穴，以局部有酸麻脹痛感為度，雙手交替，每次點揉 2～3 分鐘，早晚各一次。

◆ 外關穴——熱病的首選穴 ◆

外，指體表；關，指關隘。穴在腕後 2 寸兩骨間，與內關相對。穴為手少陽、厥陰互相聯絡關要之處，與陽維脈相通。陽維有維繫、聯絡諸陽經之作用。該穴出自《靈樞·經脈》的「手少陽之別，名曰外關」。

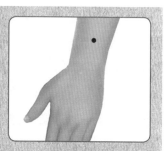

伸臂俯掌，於腕背橫紋中點直上 2 寸，尺、橈骨之間，與內關穴相對處取穴。

熱病治療首選穴位

該穴是手少陽三焦經一個非常重要的穴位，是三焦經的絡穴，其發出的絡脈向內走向心包，所以該穴可以通治兩經病。本穴又為八脈交會穴，通於奇經八脈的陽維脈，「陽維為病苦寒熱」。

少陽經樞機不利，會出現時冷時熱的症狀。凡是熱病導致的頭痛、耳鳴、目赤腫痛，或兩側胸腹部疼痛、口苦咽乾、牙痛、感冒頭痛等都可以取外關進行治療。

按揉外關穴，遠離各種熱病

本穴為手少陽三焦經絡穴，八脈交會穴之一，通於陽維脈，陽維為病苦寒熱，故對於一切外感疾病皆可取本穴治療。如《雜病穴法歌》曰「一切風寒暑濕邪，頭痛發熱

◆ 特效穴祛病不求人

外關起」。本穴有袪風濕、通經絡、止痺痛之功，主治本經脈所經過部位的疾病，如胸脅痛，五指皆痛不能握物，肘臂屈伸不利，上肢筋骨疼痛，手顫，肩痛。

該穴是治療上肢痛麻的要穴。

現代醫學新用法

現代醫學常用於治療：神經系統疾病，如急驚風；消化系統疾病，如腹痛、便秘、腸癰、霍亂等。

功效指壓

一手屈肘放於胸前，掌心向下，另一手反手握住該手腕關節稍上方的外側，用拇指指端點揉外關穴，以局部有酸麻脹痛感為度，兩手交替點揉，每次操作 2～3 分鐘。

小叮嚀

腕部勞損有療效：用腕關節過多的人群容易發生腕部勞損，所以每天用溫水泡雙腕關節 10 分鐘，邊泡邊兩手互相按揉，可以更好地消除疲勞，緩解疼痛。工作的時候最好佩戴合適的護腕，保護腕關節。腕關節扭傷注意事項：

1.治療期間，應適當減少腕部活動，可用「護腕」加以保護。

2.急性損傷施手法後，用繃帶軟固定 3～5 日。

3.慢性損傷可配合中藥燻洗及熱敷，加強腕關節的功能鍛鍊。

◆ 養老穴——晚年健康靠養老 ◆

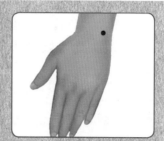

養老，即奉養老人之意。本穴可治耳聾、目視不明、肩臂疼痛等老年疾病。為調治老年疾病的要穴，故名養老。

屈肘，掌心向胸，在尺骨小頭的橈側緣上，與尺骨小頭最高點平齊的骨縫中取穴。或掌心向下，用另一手指按在尺骨小頭的最高點，然後掌心轉向胸部，當手指滑入的骨縫中取穴。

延緩衰老，老年健康有保證

養老穴是小腸經的郄穴，是小腸經氣血深藏積聚的穴位。養老，顧名思義，就是老年人用來保養身體健康的穴位，說明該穴可以延緩衰老，防止和治療衰老帶來的許多疾病。老年人隨著器官組織功能的下降，往往會出現視力模糊、聽力下降、腰痠背痛、牙齒枯槁、行動遲緩無力等症狀，按揉養老穴，使老年人「老當益壯」。

功效指壓

端坐俯掌，手微握拳，用另一手的四指握住該手的小指側，拇指指腹按揉養老穴，痠痛感明顯者為佳。按揉時力度要均勻、柔和，並配合舒緩的呼吸。早晚各一次，每次按揉2～3分鐘，左右手交替。

◆ 腕骨穴——皮膚發黃腕骨求 ◆

腕骨穴是因其近於腕骨而名為「腕骨」也。該穴出自《靈樞·本輸》的「手太陽小腸者，上合手太陽……過於腕骨」。

沿後谿赤白肉際向上推，有高骨擋住，凹陷中即是。

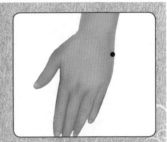

刺激腕骨穴，治療五指疼痛

本穴具有祛風舒筋、活絡止痛之功，主治項強、指攣臂痛、頸項頷腫、驚風、瘛瘲等。

如《醫宗金鑑》云：「腕骨主治臂腕五指疼痛。」《玉龍歌》云：「腕中無力痛艱難，握物難移體不安，腕骨一針雖見效，莫將補瀉等閒看。」

按揉腕骨穴，利脅退黃

本穴為手太陽小腸經原穴，具有清熱祛濕、利脅退黃之功，主治黃疸、脅痛、熱病汗不出等。

功效指壓

端坐仰掌，手微握拳，用另一手的拇指指尖掐按腕骨穴，痠痛感明顯者為佳，以能耐受為度，注意不要掐破皮膚。早晚各一次，每次掐按 2～3 分鐘，左右手交替。

◆ 陽谿穴——腕臂疼痛找陽谿 ◆

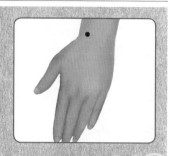

手背為陽，筋骨間凹陷處類似山溪。穴在兩骨（橈骨、腕骨）、兩筋（拇短伸肌腱與拇長伸肌腱）之間凹陷處，穴當陽位，故名陽谿。《備急千金要方》中稱該穴可「主腕臂外側痛不舉」。拇指上翹，在手腕橈側，當兩筋（拇長伸肌腱與拇短伸肌腱）之間，腕關節橈側處取穴。

按揉陽谿穴，緩解手腕痛

對於腕關節的疼痛，在其外側有一個重要的穴位—陽谿穴，本穴具有舒筋利節、通經活絡的作用，可以治療手腕痛、五指拘急。經常按揉陽谿穴可以緩解疼痛。

現代醫學新用法

現代醫學常用於治療：五官科疾病，如鼻炎、耳聾、耳鳴、結膜炎；神經系統疾病，如面神經麻痺、癲癇。

功效指壓

端坐俯掌，一手指自然彎曲，用另一手四指握住手背，拇指點揉該手陽谿穴，酸脹感明顯並向拇指背側走竄，每次點按 2～3 分鐘。

◆ 陽池穴——手的小暖爐 ◆

本穴在手背橫紋上，於指伸肌腱尺側凹陷處。手背為陽；穴為三焦經之原，承中渚之氣而停留之，穴處凹陷似池，故而得名。俯掌，於第 3、第 4 指掌骨間直上 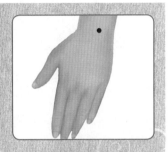 與腕橫紋交點處的凹陷中取穴；或於尺腕關節部，指伸肌腱和小指固有伸肌腱之間取穴。

冬日裏的小暖爐

在手背中央稍偏外側凹陷處有一個穴位——陽池穴，該穴能夠激發元氣，元氣活躍起來，運行通暢，達於手部，手自然就感到暖和了。

現代醫學新用法

現代醫學常用於治療：流行性感冒、風濕病、扁桃體炎、瘧疾、糖尿病、前臂肌痙攣或麻痺、腕關節及其周圍軟組織疾病、腕關節炎等。

功效指壓

一手屈肘放於胸前，掌心向下，另一手反手握住該手的腕關節外側，用拇指指尖點揉陽池穴，以有酸脹感為度，雙手交替操作，每次點揉 2～3 分鐘。

◆ 偏歷穴——偏歷利水，治療腹脹、水腫 ◆

偏，偏斜也；歷，經歷也。穴為手陽明之絡，言脈氣由本穴偏行別出，越歷本經走向太陰之脈，故名偏歷。側腕屈肘，在前臂背部橈側，腕橫紋上 3 寸，在陽谿穴與曲池穴連線上，取穴。

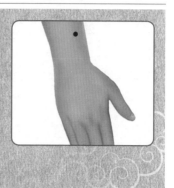

疏通腸胃，宣肺利水

本穴為手陽明大腸經絡穴，可聯絡大腸、肺兩經脈氣，可以通治兩經之病，具有疏通腸胃和宣肺利水之功，治療腸鳴腹痛、腹水水腫、小便不利等。

清熱開竅，治療五官疾病

具有清熱開竅、消腫止痛之功，主治五官科疾病，如耳聾、耳鳴、鼻衄、視物不清、口歪、喉痛、咽乾等。

功效指壓

一手屈肘放於胸前，另一手屈肘用拇指指腹按揉該手臂的偏歷穴。

按揉時拇指指腹應吸定在皮膚上，按揉的力度要適當，用力均勻，使局部有痠痛的感覺。每次按壓 3～5 分鐘，早晚各一次，雙手交替按壓。

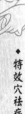

◆ 特效穴祛病不求人

◆ 商陽穴——治療咽喉腫痛的「喉寶」◆

商陽穴為手陽明大腸經之井穴，屬金。商，五音之一。大腸經與肺經相合，行於陽分。肺音商，金音商，故名商陽。此穴出自《靈樞·本輸》的「大腸上合手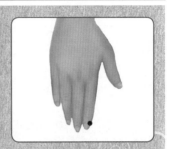陽明，出商陽」。微握拳，食指前伸，食指指甲橈側與基底部各作一線，相交處即為穴。

隨身攜帶的「金嗓子喉寶」

歸於手陽明大腸經，可清洩陽明火熱，調節大腸經氣，具有消腫止痛、解毒利咽、聰耳明目之功，可治療頭面部諸多熱性疾病，如咽喉腫痛、頜腫、齒痛、耳鳴等。

現代醫學新用法

現代常用於治療五官科疾病，如牙痛、咽炎、喉炎、腮腺炎、扁桃體炎、口腔炎。

功效指壓

一手食指自然彎曲，另一手以拇指、食指兩指夾住該食指，以施術手的拇指指尖垂直掐按被施術手的商陽穴，疼痛感明顯。每次掐按 1 分鐘，早晚各一次，注意不要掐破皮膚。

◆ 合谷穴──易找好用的緊急救治要穴 ◆

合谷，俗稱「虎口」，屬手陽明大腸經，就在雙手手背的虎口處。取合谷穴最簡單的方法是把單手的拇指和食指合攏，合谷穴就在肌肉的最高處。

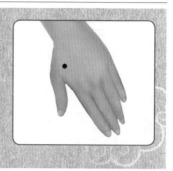

緊急救治勒縊者

勒縊不僅能迅速阻斷受害者呼吸道與頭部之間的供血，還會使大腦產生缺血、缺氧症狀，如不立即解除傷害並施以救治，可致使受害者立即死亡。當勒縊者尚有呼吸及心跳，卻神志不清或昏迷時，施救者應迅速打開門窗，儘可能保持室內空氣流通並立即解開受害者的衣鈕，以使其呼吸更順暢，若受害者獲救後出現哭叫不停或躁動不安的情況，可用合谷穴配百會、湧泉、內關、十宣等穴進行刺激。每次任意掐揉 2～3 個穴位便可使其安靜下來。

日常保健有奇效

合谷穴具有「鎮靜止痛、通經活絡、清熱解表」的功能。刺激合谷穴在治療感冒、頭痛、扁桃體炎、咽炎、鼻炎、牙齒疼痛、耳聾、耳鳴、三叉神經痛、癲癇、精神病、小兒驚厥、中風偏癱、落枕、面部抽搐及麻痺、痛經、打嗝、閉經、催產等方面均有效。

特效穴祛病不求人

合谷穴位易找、易操作，所以平時就可進行自我點揉以促進身體健康。輕微感冒，可以右手拇指按壓左手合谷穴，再以左手拇指按壓右手合谷穴各 100 次即可，按壓時，以產生酸麻感為宜。按壓完後，最好再喝一杯溫開水，可加速病毒隨汗液排出。

患有過敏性鼻炎的朋友，如堅持按壓合谷穴可收到意想不到的治療效果。若想緩解牙痛和頭痛，只要稍用力揉合谷穴即可。女性經常點按合谷穴還有祛斑美白之效。

緊急救治中風患者

中風患者發病時，應將其平放在床上或地板上，頭轉向一側，保持安靜且使周圍空氣流通。

【具體方法】選取患者的百會、水溝、合谷、少商、神門、十宣等穴位，施以推拿，待其甦醒後停止即可。

現代醫學新用法

手陽明為多氣多血之經，該穴是治療婦科疾患的常用穴，主治月經不調、痛經、經閉、滯產、胎衣不下、惡露不止、乳少等。

功效指壓

一手拇指、食指張開，以另一手的拇指垂直掐按合谷穴，局部有酸麻脹痛的感覺，甚至向食指外側端或者向手臂外側前緣放射。每次掐按 2～3 分鐘，早晚各一次，左右手交替。

◆ 少衝穴──中風昏迷急救穴位 ◆

少衝穴為心脈衝出之所在，少，指手少陰；衝，要衝也，穴為手少陰之井木穴，手少陰由此相交於手太陽，為陰陽兩經氣交通之要衝也，故名。

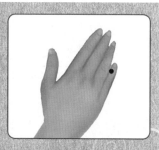

微握拳，掌心向下，小指上翹，於小指指甲橈側緣與基底部各作一線，兩線相交處取穴。

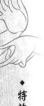

突發中風，掐按少衝

現代醫學研究認為，人身體上的每一個器官都能反映全身的健康狀況。

如人體的手、腳、眼睛、耳朵等都可以單獨反映身體哪個部位出現了問題。這個觀點與中醫學的經絡理論是吻合的。如手小指的內側與人的心臟密切相關，而該部位正是心經最後一個穴位──少衝穴的所在。

一些急性症狀發作，例如中風昏迷、牙關緊閉、不省人事，在送往醫院救治的過程中，用力掐按少衝穴，可使患者甦醒，方便救治。

擅治心神混亂急性病

該穴出自《針灸甲乙經》的「在手小指內廉之端，去爪甲角如韭葉」。少衝為手少陰心經的穴位，為井木穴，

特效穴祛病不求人

是心經脈氣所出之處，可洩熱蘇厥，化痰開竅。擅長治療臟腑本身的疾病，又擅治急症，因此常用來治療熱病癲狂、昏迷等心神發生混亂的急性病。

沿經筋走行，治療胸脅痛

經絡系統不僅包括經脈和絡脈，其所屬的皮、脈、肉、筋皆是經絡系統的組成部分。《靈樞 · 經筋》云：「手少陰之筋，起於小指之內側，結於銳骨；上結肘內廉；上入腋，交太陰，伏乳里，結於胸中；循賁，下繫於臍。」故沿經筋走行，可治經筋病所致的胸脅痛、腋臭、肘內側疼痛等。

功效指壓

端坐位，微握拳，掌心向下，小指上翹，掐按少衝穴，按之疼痛明顯，注意勿掐破皮膚，每次掐按 1～2 分鐘，左右手交替進行。

小叮嚀

　　按摩治療在大多數情況下可以安全放心採用，但是對於一些特殊情況，按摩可能起不到治療作用，反而會加重病情。以下情況需要特別注意：局部有皮膚破損、出血、感染，或局部損傷腫脹嚴重，或有骨折、脫位、結核、骨髓炎、化膿性關節炎、腫瘤、嚴重骨質疏鬆等疾病的患者，不宜按摩。身體過度疲勞、飢餓、醉酒的人，不宜按摩。

◆ 少澤穴——解決哺乳期媽媽的煩惱 ◆

少者，小也；澤，潤也。穴在手小指之端，為手太陽小腸之井穴，手太陽小腸主液，液有潤澤身體之功，故名少澤。

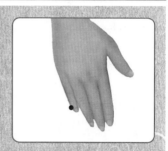

微握拳，掌心向下，伸直小指，於小指指甲尺側緣與基底部各作一線，兩線相交處取穴。

哺乳期的媽媽不再煩惱

有些哺乳期媽媽的乳汁總是不能夠滿足寶寶的需求，為此拚命吃豬蹄、鯽魚等進行催奶。

其實除了食療，人體小指上有一個穴位——少澤穴，也可以幫助媽媽們解決這個煩惱。

少澤穴是手太陽小腸經的首穴，對於催乳有特效。現代研究證明，刺激少澤穴，可使乳汁缺少的婦女血中泌乳素含量增加，從而增加乳汁的分泌。本穴還具有通經、催乳、消腫之功，治療乳少、乳痛等。

調節心氣，治療中風昏迷

本穴為手太陽小腸經井穴，是小腸經氣所出之處，心與小腸相表裏，故本穴可調節心氣，具有開竅、洩熱、安神之功，主治中風昏迷、熱病等。

◆ 特效穴祛病不求人

少澤穴歸於手太陽小腸經，可瀉手太陽之熱，具有疏風洩熱、利咽消腫、清頭目、利耳竅的作用，主治咽喉腫痛、目翳。

本穴具有通經活絡之功，主治肩臂外後側痛等。

現代醫學新用法

現代臨床上將少澤穴作為急救穴之一，並用於治療頭痛、昏迷、精神分裂症等神經系統疾病。

功效指壓

端坐俯掌，小指翹起，另一手的拇指在內，食指在外，握住該小指，用食指指尖掐按少澤穴，痠痛感明顯，每次掐按2～3分鐘，左右手交替，早晚各一次。

小叮嚀

按摩適合以下病症：

傷筋疾病，就是人們通常所說的頸、肩、腰、腿痛。由於急性扭傷、慢性勞損及老化導致運動系統的軟組織，如肌肉、肌腱、韌帶、關節軟骨等損傷，從而出現頸、肩、腰、腿等處的疼痛，是按摩最為見效的疾病。

內科疾病，頭痛、失眠、便秘、腹瀉、腸胃不適、咳嗽、抑鬱等可以由按摩取得療效。

◆ 中渚穴——耳鳴、頭痛一掃空 ◆

渚，水中之小洲也。穴為三焦經腧穴，屬木。三焦水道似江，脈氣至此輸注留連，猶江中有渚，故名。

俯掌，液門穴直上1寸，當第4、第5掌指關節後方凹陷中取穴。

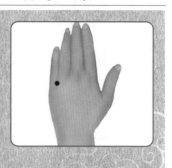

按摩中渚，耳聾、耳鳴一掃空

三焦經又稱為「耳脈」，中渚穴是三焦經上的腧穴，經常按揉，可以有效緩解耳鳴、耳聾的症狀。如果是慢性耳聾的患者，那就要做好打持久戰的心理準備。本穴用以治療肩、背、肘、臂痛，手指不能屈伸，手臂紅腫，肩周炎，肩關節及其周圍組織疾病，肘、腕部關節炎等。

現代醫學新用法

現代常用於治療：運動系統疾病，如肩周炎、肩關節及其周圍組織疾患，肘、腕部關節炎。

功效指壓

一手屈肘放於胸前，掌心向下，另一手反手握住該手的小指側，以拇指指尖掐揉該手第4、第5掌骨間後方的凹陷處，以感覺酸麻為度，掐揉1～2分鐘。雙手交替操作。

◆ 關衝穴──熱病中暑，急掐關衝 ◆

關，喻出入的要道。本穴為手少陽之井穴，為手厥陰脈與手少陽脈傳注的衝要部位，且在少衝、中衝之間，故而得名。

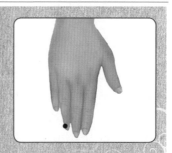

俯掌，沿無名指尺側緣和指甲基底部各作一平線，相交處取穴。

掐按關衝，急救中暑

在夏季如調養不慎，加之出汗過多、身體虛弱易中暑。對於這種情況，急掐關衝穴可以促進患者甦醒和恢復。

掐按關衝，治療頭面五官疾病

關衝穴為手少陽三焦經穴，可清洩少陽風熱，具有開竅洩熱、消腫利舌之功。

主治頭面五官疾病，如頭痛、目赤、視物不清、耳聾、耳鳴、舌捲口乾、咽喉腫痛等。

功效指壓

端坐俯掌，無名指翹起，另一手的拇指在內，食指在外，握住該無名指，用食指指尖掐按關衝穴，痠痛感明顯。每次按壓2～3分鐘，左右手交替，早晚各一次。

◆ 後谿穴──緩解急性腰痛立竿見影 ◆

後，指第 5 掌指關節後。此穴在第 5 掌指關節後方，微握掌，當尺側橫紋頭處，其形有如溝溪，故名後谿。

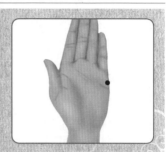

在手掌尺側，微握拳，第 5 掌指關節後的遠側掌橫紋頭赤白肉際處取穴。

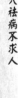

掐按後谿，緩解急性腰痛

突然扭傷腰部，或者不小心閃了腰，或者夜間睡覺腰部受涼，都會引起急性腰痛，疼痛起來翻身困難，直不起腰來，非常痛苦。有一個簡單有效的辦法，可以很快緩解急性腰痛。就是用力掐按後谿穴，並慢慢轉動腰部，你會發現，腰居然能活動了，而且不那麼疼了。

後谿穴是手太陽小腸經的腧穴，又通於督脈，所以可以治療腰痛，是治療急性腰痛的特效穴。

後谿穴為手太陽小腸經腧穴，輸主體重節痛，故有散風寒、祛風濕、通經絡、止痹痛之功。

功效指壓

端坐仰掌，手微握拳，用另一手的拇指指尖掐按後谿穴，力度以能耐受為度，痠痛感明顯，注意不要掐破皮膚。早晚各一次，每次掐按 1～2 分鐘，左右手交替。

◆ 特效穴祛病不求人

194

◆ 太淵穴——肺經大補穴、補氣最強穴 ◆

又名太泉穴，屬手太陰肺經，是肺經上的原穴，五行屬土。肺司氣，而太淵穴是中氣的大補穴位，太淵穴可有效治療肺虛引起的疾病。此穴位於腕橫紋橈側的凹陷處，即拇指根部的凹陷處，取穴時需仰掌。

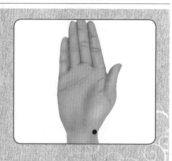

按揉太淵，為心臟注入強勁動力

現代人經常熬夜，在太淵開穴時（凌晨 3～5 點），不能好好休息，機體得不到好好調理，耽誤了體內經氣的輸送，使心臟健康得不到保障，常常會在快走、跑步、爬樓梯時上氣不接下氣。

每天揉按 2～3 分鐘太淵穴，能加強肺的呼吸功能，增大通氣量，為心臟注入強勁動力，維持生命活動。

主治肺病有奇功

太淵穴為肺之原穴，肺的元氣所發之處，故可治因肺的元氣不足引起的咳嗽、氣喘、乏力，講話有氣無力等病症。

該穴為腧穴，「輸主體重節痛」，對於肺經或肺臟病變引起的肢體沉重、關節酸困疼痛，咳嗽氣喘所致的胸脅脹滿疼痛等有較好療效。

◆ 魚際穴──輕鬆趕走聲音嘶啞 ◆

此穴在拇短展肌，拇指
對掌肌之邊緣，其邊肌肉豐
隆，形如魚腹，又當赤白肉
際相會之處，故謂之魚際。

以一手手掌輕握另一手
手背，彎曲拇指，在拇指根
部後內側，第 1 掌骨中點赤白肉際，按之痠痛明顯處
即是該穴。

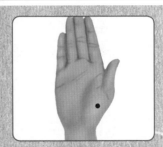

按壓魚際，聲音不再嘶啞

魚際為手太陰肺經的滎穴，五行屬火，「滎主身熱」，
魚際對肺部的熱證有一定治療效果，可以清肺熱，平咳喘，
利咽喉，消疳積，治療傷風、發熱、咽乾、咽喉腫痛、失聲
等。魚際穴能調理聲帶，所以對音啞、失聲等有效。

按摩魚際，治療熱性病

魚際對於肺系熱性病有良好的治療作用，對於心臟病
也有緩解作用。魚際穴局部的治療作用也很明顯，局部疼
痛時，按壓數分鐘，症狀能明顯緩解。

功效指壓

以一手拇指指端垂直按揉另一手的魚際穴，以感覺痠痛
而能夠耐受為度，按壓2分鐘，左右手交替，早晚各一次。

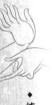

◆ 特效穴祛病不求人

◆ 少商穴──洩肺熱的急救要穴 ◆

少商穴為人體重要穴位之一，現代醫學臨床上常用於治療肺炎、昏迷、中風、扁桃體炎、精神分裂症等。因此，也為急救要穴。少商穴，又名鬼信穴，為肺經井穴，五行屬木。側掌，微握拳，拇指上翹，拇指指甲橈側緣和基底部各作一線，相交處取穴。

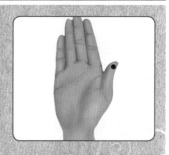

掐按少商穴，去痛止咳治感冒

以重力掐按強刺激少商穴，可清肺潤腸，改善燥氣上浮引發的咽喉腫痛，從而止咳平喘。

【具體方法】將一手拇指指甲尖用力按在另一手少商穴上，持續幾秒再放開，重複幾遍。每日掐按數次，便可瀉除肺熱。如果想增強刺激，可改用牙籤比較鈍的一頭按壓，效果更佳。

掐揉少商穴，鼻衄馬上好

鼻衄，就是平常所說的鼻出血或流鼻血。「少商」是手太陰肺經的井穴，可瀉肺熱。對熱邪所致的流鼻血，掐揉少商穴可明顯止血，而且簡單易行，在家中就可進行。

【具體方法】鼻出血時，指甲掐按少商穴 30 秒，放鬆 10 秒，反覆操作 10 餘次，左右手交替進行。

◆ 少府穴——心胸有病少府洩 ◆

少，指手少陰；府，聚也，穴為手少陰之滎穴，屬火，心屬火，此穴為本經氣血匯聚之處，故稱之為少府。仰掌，手指屈向掌心橫紋，當小指指根下凹陷處取穴。

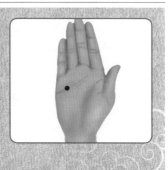

常按少府穴，身體保健康

現代女孩子拚命追求「骨感美」，經常節食減肥，導致常常有氣無力，喘不上氣來。對於這些情況，除了要改變不良的生活習慣以外，一定要經常掐按少府穴。

掐按少府穴，澆滅心頭之火

心火太旺的人，身上容易起癤子，少府穴為心經的滎穴，滎穴洩熱的功效明顯，故而身上容易起癤子的人應當經常按壓少府穴。該穴為手少陰心經穴位，故可治心慌、胸痛等心臟疾病。

功效指壓

端坐仰掌，手微屈，用另一手拇指指尖掐按少府穴，按之痠痛明顯，注意勿掐破皮膚。每次掐按 2～3 分鐘，左右手交替，早晚各一次。

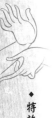

◆ 特效穴祛病不求人

◆ 勞宮穴──洩熱治口瘡 ◆

勞，勞動也。穴在掌中中指本節之內間，當握拳屈指時，中指尖所點之處即是該穴，故名。屈指握拳，以中指、無名指尖切壓在掌心橫紋，當中指尖下，兩骨之間取穴。

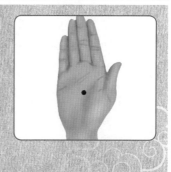

指壓勞宮穴，輕鬆解決口瘡煩惱

口瘡，幾乎每個人都有過。心經火熱延及口、唇導致口瘡，口瘡長在嘴角，雖說是小病，但一是自己難受，二是有傷大雅，愛美的年輕女子對它更是深惡痛絕！

指壓心包經的滎穴──勞宮穴，可以瀉心經火熱，減輕口瘡帶來的煩惱。

改善血液循環，治療手掌疾病

刺激勞宮穴能有效改善手掌局部的血液循環，有助於手掌局部疾病的治療，例如，可應用該穴治療鵝掌風。

功效指壓

伸臂仰掌，手掌自然微屈，掌心向上，用另一手四指握住手背，拇指彎曲，以指端垂直按壓勞宮穴，左右手交替，早晚各一次，每次 2～3 分鐘。

◆ 中衝穴——蘇厥、開竅、清心第一穴 ◆

中衝穴為人體常用穴之一，現代醫學臨床上常用於治療中暑、昏迷、心絞痛等症。因此，中衝穴是非常重要的急救穴位。

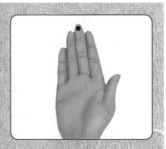

中衝穴是手厥陰心包經的井穴，位於人體中指上，取穴時，仰掌，手中指尖的中點，指甲游離緣下緣掐之痠痛明顯處。

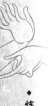

調氣活絡防治百病

中衝穴是心包經井穴，顧名思義，「心包」具有保護心臟健康、保證心臟正常運行的功能。在中醫裏，心主血脈，心與其他五臟六腑的關係就像君臣一樣。捻動中衝穴，可透過疏通心包經保證全身氣血暢通，引血歸經各守其位，從而起到治癒疾病的作用。

輸送生物能量，恢復臟器功能

從中醫理論講，按摩中衝穴可達到疏通經絡、調和陰陽的目的。

捻動中衝穴可使生物能量輸送到心臟，使心臟經絡暢通、功能恢復，從而治癒心臟疾病；這種能量輸送到肝臟，又能使肝臟經絡疏通，治癒肝臟疾病；輸送到脾、肺、腎，使脾、肺、腎經絡暢通，治癒各臟器疾病。

該穴為心包經井木穴，《靈樞 · 一日分為四時》曰：「病在臟者，取之井」，心包為心臟的外衛，代心受邪，故該穴具有清心瀉熱、開竅醒腦之功，主治中風昏迷、中暑、小兒驚風、熱病等。

緊急治便秘，中老年受益

便秘是多種疾病的共同症狀，需要前往醫院進行辨證治療，但許多人喜歡吃一些瀉藥來應對，這樣不僅不能改善病情，還加大了診斷的難度。在大便難解又無法及時就醫時，可刺激中衝穴緊急應對。

【具體方法】以拇指指端掐、按或點壓中衝穴，可改善便秘時的情緒緊張，使精神放鬆而利於排便。此法對預防與改善便秘有明顯效果。刺激此穴，對中老年人頗有裨益。

現代醫學新用法

現代多用於急救，昏迷患者可點刺該穴出血；刺血還能緩解高血壓、腦出血、心絞痛、心肌炎的症狀。臨床有人將其應用於結膜炎、昏厥、胃痛者，療效滿意。

功效指壓

一手掌自然彎曲，掌心向上，另一手的食指指腹墊在中指末節的下方，拇指尖掐按該中指尖端中央的中衝穴，以掐之疼痛明顯為度。先掐左手（昏迷時重掐直至甦醒），再掐右手，一般 5～10 分鐘。

◆ 列缺穴——頭頸疾病的剋星 ◆

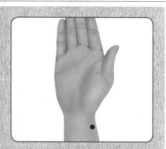

列，分解也。手太陰絡穴，自此分支別走陽明，位於橈骨莖突上方，當肱橈肌腱與拇長展肌腱之間，有如裂隙處，故名列缺。

該穴為八脈交會穴，臨床用途廣泛。以左右兩手虎口自然平直交叉，一手食指按在另一手的橈骨莖突上，當食指指尖到達之凹陷處即是該穴。

頭頸不適找列缺

長時間坐在電腦前，時間久了容易得頸椎病，低頭時會感覺頭暈眼花。有的人一早起床，脖子不能轉動了，而且疼得厲害，這是落枕了。

對於頭頸部的疾病，列缺是一個很好的穴位。四總穴歌中說「頭項尋列缺」，頸項部經常疼痛、頭暈眼花的朋友，記住列缺穴，讓它來幫助你。

功效指壓

端坐位，一手臂屈肘放於胸前，以另一手拇指指端點按列缺穴。點按時，以局部有酸麻脹痛感為佳，點按的力量要滲透，使力量達深層局部組織，切忌用蠻力。左右手交替按壓各 1 分鐘，早晚各一次。

◆ 特效穴袪病不求人

第 **6** 章

下肢
特效保健祛病穴

◆ 飛揚穴——按一按，同時保健腎與膀胱 ◆

正坐垂足或俯臥位，小腿後面，崑崙穴直上 7 寸，承山穴外下一橫指，按之痠痛明顯處。

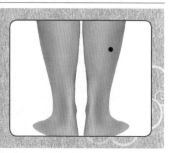

按揉飛揚揚步似飛

飛揚穴是足太陽膀胱經的絡穴，也就是說，膀胱經在該穴位處發出分支聯絡腎臟。如果按揉該穴位，可同時保健腎臟和膀胱兩個臟腑。

按揉飛揚穴，能治療腰腿疾病，使你健步如飛。

現代醫學新用法

足太陽膀胱經主表，飛揚穴隸屬足太陽膀胱經，具有清熱祛風、疏散解表之功，主治頭痛、目眩、鼻塞、外感發熱、鼻衄等。現代醫學常用於治療風濕性關節炎、坐骨神經痛、下肢癱瘓、膀胱炎、痔疾。

功效指壓

被施術者俯臥位，施術者用拇指指腹點揉飛揚穴。點揉的力度要均勻、柔和、滲透，使力量能夠達到深層局部組織，以有痠痛感為佳。早晚各一次，每次點揉 3～5 分鐘，兩側飛揚穴交替點揉。

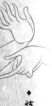

◆ 風市穴──治療中風癱瘓和皮膚瘙癢 ◆

市，指市集，集聚。因穴主治中風腱膝無力、渾身瘙癢麻痺諸般風症，是祛風的要穴，故而得名。

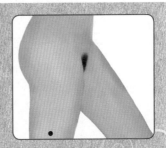

直立，兩手自然下垂，當中指尖止處取穴；或側臥，於股外側中線，距膕橫紋上 7 寸處取穴。穴處股外側肌與股二頭肌之間。

舒筋活絡，治療中風偏癱

風市穴，是治療風邪引起的疾病的重要穴位。中醫理論認為：「風為百病之長」。其含義主要有二：一是風邪易於侵襲人體而引起疾病；二是其他病邪進入人體往往是被風邪帶領著進入的。現代醫學常用於治療運動系統疾病，如下肢癱瘓、腰腿痛、膝關節炎。

功效指壓

自我按摩時，直立，兩手自然下垂，用中指尖按揉兩側的風市穴；也可以座位屈膝，腰微彎，兩手掌心分別置於兩大腿外側中間，以雙手拇指指腹分別按揉兩側的風市穴，其餘四指向下。

按揉時力度要均勻、柔和、滲透，使力量深達深層局部組織。每天早晚各一次，每次 3～5 分鐘。

◆ 伏兔穴——治療下肢疾病的常用穴 ◆

伏兔，顧名思義，趴伏著的兔子。大腿外側前方的肌肉豐厚，並且隆起，其上有一個穴位，叫作伏兔。這個穴位，因其所在之處的形狀而得名。

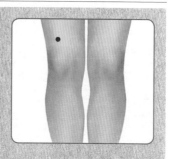

正坐屈膝，以手掌第一橫紋正中按在膝蓋上緣中點處，手指併攏押在大腱上，當中指指尖所指處是穴；或仰臥，下肢伸直，可見膝上股前有一肌肉隆起，這一肌肉的中間點即是本穴。

下肢疾病治療點

伏兔穴是足陽明胃經上的穴點，由於足陽明胃經為多氣多血之經，氣血充足時，局部抵抗力增強，對疾病的反應也比較敏感。因而，此穴位對於一切下肢的疾病，既是一個敏感反應點，又是非常有用的治療點。尤其對於下肢冷痺、腰痛、膝冷等腰以及下肢疾病有顯著的治療效果。

功效指壓

端坐屈膝，雙手分別置於兩側的伏兔穴，用拇指指腹進行按揉。按揉的力度要均勻、柔和、滲透，使力量深達深層組織，以感覺穴下有痠痛感為佳。每天早晚各一次，每次 2～3 分鐘，可以雙側同時按揉。

◆ 梁丘穴——急性胃病的救命穴 ◆

該穴前骨巨如梁，穴後肉隆如丘，故名梁丘。伸展膝蓋用力時，筋肉凸出處的凹窪；或從膝蓋骨外側端，向上約三指處即是該穴。

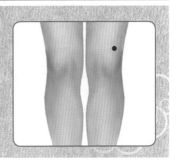

舒筋活絡，緩解身體不適

胃經循行於乳腺，故本穴有瀉胃火、通乳絡、祛瘀散結、消腫止痛之功，主治乳癰等。此外本穴還具有舒筋活絡、祛風除濕、消腫止痛之功，主治膝腫、下肢不遂等。

現代醫學新用法

現代醫學常用於治療：消化系統疾病，如胃痙攣、胃炎、腹瀉；婦科疾病，如乳腺炎、痛經；運動系統疾病，如風濕性關節炎、髕上滑囊炎、髕骨軟化症、膝關節及其周圍軟組織病變。

功效指壓

端坐屈膝，雙手分別置於兩側的梁丘穴，用拇指指腹進行按揉。按揉的力度要均勻、柔和、滲透，使力量深達深層組織，以感覺穴下有痠痛感為佳。每天早晚各一次，每次2～3分鐘，可以雙側同時按揉。

◆ 血海穴──引血歸經之腿部要穴 ◆

血海穴具有引血歸經的功用，可廣泛治療血行問題引發的疾病。正坐屈膝，於髕骨內上緣上 2 寸，當股內側肌突起中點處取穴；或正坐屈膝，施術者面對患者，用手掌按在患者膝蓋骨上，掌心對準膝蓋骨頂端，拇指向內側，當拇指指尖所到之處是穴。

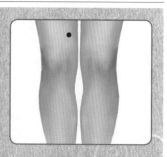

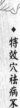

治療血症第一穴

血海指脾經所生之血在此處聚集，因此，具有理氣活血、引血補血、化瘀之功效，是治療各類血症的要穴。臨床上常用於治療痛經、閉經、月經不調、崩漏、帶下、功能性子宮出血、產後惡露不盡、貧血、睪丸炎、小便淋澀、皮膚瘙癢、膝關節疼痛等症。

中醫認為，痛經多為經血運行不暢、經氣阻滯所致，可透過施行穴位刺激，調整經脈來緩解。

功效指壓

坐位，以一手拇指指腹點揉血海穴。點揉的力度要均勻、滲透，使力量深達深層局部組織，以有痠痛感為佳。

早晚各一次，每次點揉 3～5 分鐘，兩側血海穴交替點揉。

◆ 委陽穴──祛濕利水的主要穴位 ◆

委陽穴在膝膕橫紋外側端，平於委中。因穴在委中外側，故名委陽。該穴出自《靈樞‧本輸》的「三焦下腧，在於足大趾之前。少陽之後，出於膕中外廉，名曰委陽。」俯臥位，先取膕窩正中的委中穴，向外一橫指，按之痠痛明顯處取穴。

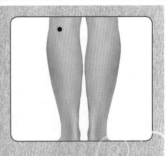

按揉委陽，治療小便不利

委陽穴能通利身體上部的水濕，引水濕下行。本穴歸足太陽膀胱經，具有溫腎壯陽、強健腰膝、祛風除濕、通絡止痛之功，主治腰脊強痛、腿足拘攣疼痛、痿厥等。

現代醫學新用法

現代醫學常用於治療：運動系統疾病，如腰背肌痙攣、膝膕腫痛、腓腸肌痙攣；其他，如腎炎、膀胱炎、乳糜尿、癲癇、熱病。

功效指壓

被施術者俯臥位，施術者用拇指指腹點揉委陽穴。點揉的力度要均勻、柔和。早晚各一次，每次點揉 3～5 分鐘，兩側委陽穴交替點揉。

◆ 委中穴——腰背止痛委中求 ◆

委，指委曲；中，指正中。該穴在膕窩橫紋中央，委曲而取之，適當本穴，故名。俯臥位，在膕橫紋中點，屈膝時兩條繃起的大筋之間凹陷中，按之痠痛明顯處。

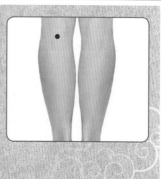

腰背疼痛找委中

一般而言，老年人很容易出現腰痠背痛的現象，但現在許多年輕人由於長時間坐在電腦前，也常會出現腰痠背痛的現象，所以腰背的保健已成為現代人保健的重點。

中醫有一句行話：「腰背委中求。」意思就是腰背部疼痛不適，應當向委中求救。委中不但對腰背部疼痛有特效，而且對下肢痿痺、遺尿、丹毒等都有很好療效，其日常保健已成現代人保健的重點。

按揉委中，治療小便不暢

膀胱主儲、排尿液，本穴歸於膀胱經，具有固攝尿液和通利小便之功，用於治療遺尿、小便難等。

清熱瀉火，善治血症

委中穴歸於足太陽膀胱經，膀胱經屬水，水性寒涼，

故有清熱瀉火、涼血止血、瀉火消腫之功，善治血症，有血郄之稱，主治鼻出血、丹毒、疔瘡發背等症。

現代醫學新用法

現代醫學常用於治療：消化系統疾病，如急性胃腸炎、霍亂、腹痛、痔瘡；神經系統疾病，如坐骨神經痛。

功效指壓

被施術者俯臥位，施術者用拇指指腹點揉委中穴。點揉的力度要均勻、柔和、滲透，使力量深達深層局部組織，以有痠痛感為佳。

早晚各一次，每次點揉 3～5 分鐘，兩側委中穴交替點揉。

小叮嚀

按摩必知的物品準備：

軟枕。仰臥位時在頸下或俯臥位時在胸前、小腿前墊放軟枕，可減少固定體位時間過長引起的局部不適。

純棉的毛巾被或布單。按摩巾可用純棉的毛巾被或布單，這不僅能讓患者感覺到舒適、溫暖，而且可避免化纖或粗糙布料對施術者手部皮膚的損傷。

潤滑油。可以用按摩油、精油，或者用普通的乳液、滑石粉也行，目的是便於推法、擦法的操作。

◆ 犢鼻穴——治療膝關節病的特效穴 ◆

犢，牛子也，即小牛。該穴在髕韌帶外凹陷中，有如牛犢鼻孔，故以為名。

屈膝，膝蓋下方內外側各有一凹陷，外側的凹陷，按之痠痛明顯即為犢鼻穴。

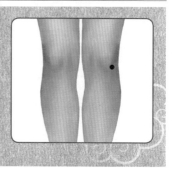

按摩犢鼻穴，保護膝關節

膝關節是全身最容易受風寒侵襲的部位，因為在膝關節周圍有幾個直通向膝關節內部的孔隙。

寒冷的冬季下身穿的衣服薄了，或者炎熱的夏季下肢對著風扇或空調吹得時間長了，一般最先表現出不舒服的地方就是膝關節。年輕的時候可以表現為膝關節炎，上了年紀之後，隨著人體功能和結構退化，很容易出現退行性骨關節炎。

所以平常一定要愛護好我們的膝蓋，膝蓋保護好了，就關閉了一道風寒等外邪侵入人體的門戶。

犢鼻穴又叫外膝眼，是膝關節病變的敏感反應點和特效治療部位。

經常按摩外膝眼，可以預防下肢、膝關節病變引起的膝痛、屈伸不利、下肢麻痺等症狀。

本穴又是膝關節日常保健常用穴，對膝關節的各種疾病有特效。

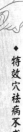

◆ 特效穴祛病不求人

祛風除濕，治療運動系統疾病

犢鼻穴歸足陽明胃經，位居膝關節部，具有祛風除濕、通經散寒、疏利關節、除痺止痛之功，是治療膝關節病的常用穴。

現代醫學新用法

現代常用於治療膝關節炎、膝部神經痛或麻木、下肢癱瘓、足跟痛等運動系統疾病。

功效指壓

端坐屈膝，雙手掌心置於膝蓋外側，中指內扣，分別點揉雙腿的犢鼻穴。點揉的力度要深達深層組織，但不可用蠻力，以免傷及膝蓋。每天早晚各一次，每次 2～3 分鐘，雙側同時點揉。

小叮嚀

按摩必知的精神準備：

施術者和受術者身心的放鬆對按摩的效果尤其重要。放鬆的前提是受術者要對施術者有充分的信任。施術者全身的放鬆能保證手法舒適、自然、柔和、深透，而受術者的放鬆可使手法起到事半功倍的效果。施術者如果心情緊張，該放鬆的肌肉不放鬆，就會手法不到位，甚至在按摩過程中滿頭大汗。心情放鬆、手法放緩，是對施術者的基本要求。受術者應該找一個舒適的體位，以保證身體各部位可充分放鬆。

◆ 陽陵泉穴——抽筋痛苦一點便消 ◆

外側為陽，陵，指高處；泉，指凹陷處，故名陽陵泉。別名陽陵。

正坐屈膝呈 90°或仰臥位，當腓骨小頭前下方凹陷中，按之痠痛明顯處。

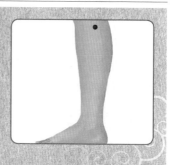

及時免除抽筋之苦

大多數人都有過這樣的體會，突然腿腳抽筋了，痛苦難忍，走不了路。兒童也經常會發生這樣的事情。這是由於兒童生長旺盛，需要的鈣質比較多，如果鈣質不能滿足人體的需求，就會發生抽筋等現象。對於這種情況，除了應注意補鈣之外，還可經常按揉陽陵泉穴，即腓骨小頭前下方的凹陷處。

中醫經絡理論認為，「筋會陽陵」，故而對於筋出現問題引起的各種疾病，都可以試著用陽陵泉來進行治療。抽筋是典型的筋病，取陽陵泉穴效果顯著。

本穴歸於足少陽膽經，為八會穴之一，筋之會，具有舒筋活絡、祛風除濕、活血散寒、疏利關節、通痺止痛之功，是治療筋脈麻痺之要穴。

按揉陽陵泉，治療膽部疾病

本穴為足少陽膽經的下合穴，善治膽疾，具有疏肝理

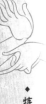

氣、清熱利濕、利膽退黃、和胃止嘔之功，主治脅肋痛、嘔吐、口苦、黃疸、小兒驚風、破傷風等。

現代醫學新用法

現代醫學常用於治療運動系統疾病，如膝關節及周圍軟組織疾病、坐骨神經痛、下肢癱瘓、肩周炎、落枕、腰扭傷、臀部肌內注射後疼痛；消化系統疾病，如肝炎、膽結石、膽絞痛、膽道蛔蟲症、習慣性便秘；其他，如高血壓、肋間神經痛、咯血、乳腺炎、偏頭痛、中風、耳聾等症狀。

功效指壓

坐位微屈膝，腰微彎，以雙手拇指指尖分別點揉兩側的陽陵泉穴。點揉的力度要均勻、柔和、滲透，使力量深達深層局部組織，以有酸脹感為佳，切忌用蠻力。

每天早晚各一次，每次 3～5 分鐘，可以雙側同時或者交替點揉。

小叮嚀

按摩力道的方向：一般取病變引起的局部異常處和重要的穴位。一般指向病變所在，開始垂直用力，克服皮膚的阻礙，使功力進入深部後再轉向病所，緩緩用力。

◆ 足三里穴──抗衰老特效穴位 ◆

足三里穴是除「湧泉穴」外，人體上的又一「長壽」穴位，為足陽明胃經的主要穴位，是胃經氣血流經此處形成的較大氣血場，具有調理脾胃、補中益氣、通經活絡、疏風化濕、扶正祛邪之功用。

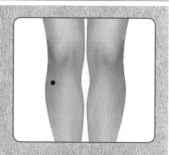

正坐屈膝，於外膝眼（犢鼻）直下 3 寸，距離脛骨前脊一橫指處取穴；或正坐屈膝，用手從膝蓋正中往下摸取脛骨粗隆。在脛骨粗隆外下緣直下 1 寸處即是此穴。

與參、草相媲美的滋補要穴

人體最多氣多血的經絡，就是胃經，而足三里穴是胃經上的要穴，刺激足三里，可激發全身氣血的運行，調節胃液分泌，增強消化系統功能，提高人體免疫力及延緩衰老。因此，民間流傳著「常灸足三里，勝吃老母雞」的說法。正因足三里穴表現出卓越的滋補功效，因此被廣泛地應用於日常及病後的保健。

刺激足三里，全面調節人體各大系統

足三里穴具有扶正培元、調理陰陽、健脾和胃、通經活絡之功。掐按等較強的刺激作用於足三里穴上，可增強

胃腸蠕動，增進食慾，促進消化；還可恢復腦細胞，提高大腦皮質細胞工作能力，調節神經系統；並可調節心律，增加機體紅細胞、白細胞、血色素和血糖含量，改善血液系統。

掐、按足三里，防病健身

本穴為機體強壯要穴，具有益氣養血、健脾補虛、扶正培元之功，主治頭暈、心悸、氣短、耳鳴、產後血暈、中風脫證等。用足三里穴防病健身的方法很多，下面推薦3種最簡單易行的方法。

坐位微屈膝，腰微前傾，用拇指指腹點揉一側足三里。點揉時的力度要均勻、柔和、滲透，不能與皮膚表面形成摩擦，兩側足三里穴同時或交替進行點揉。每天早晚各一次，每次2～3分鐘。

以拇指或者中指在足三里穴上每分鐘按壓15～20次，每天按壓5～10分鐘，以有酸脹、發熱感為宜；每週掐按雙側足三里穴共15～20分鐘。任選其一，只需堅持2～3個月，就可明顯改善腸胃功能。

功效指壓

坐位微屈膝，腰微前傾，用拇指指腹點揉一側足三里。點揉時的力度要均勻、柔和、滲透，不能與皮膚表面形成摩擦，兩側足三里穴同時或交替進行點揉。每天早晚各一次，每次2～3分鐘。

◆ 上巨虛穴——呵護大腸，遠離便秘 ◆

巨虛，巨大空虛之意。穴在下巨虛之上方，脛腓骨之間大的空隙處，故名上巨虛。該穴出自《千金翼方》的「上廉，一名上巨虛」。又名巨虛上廉、上廉、巨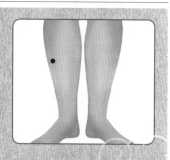虛、足上廉。正坐屈膝或仰臥位取穴，於外膝眼（犢鼻）直下 6 寸，距離脛骨前脊一橫指（中指）處取穴。

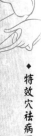

通便排毒，遠離直腸癌

上巨虛穴是大腸的下合穴，六腑有病，常責之於下合穴。現代由於飲食結構的改變，導致罹患便秘的人越來越多，便秘嚴重者可以引發痔瘡，最後可能會誘發直腸癌。西方發達國家由於多以奶和肉製品為主食，其直腸癌的發病率居各種癌症發病率之首。

上巨虛穴是大腸的下合穴，點揉該穴，根據其疼痛性質和疼痛與否，不僅能反映一個人大腸的健康狀況並預防大腸疾病，還能治療有關疾病，比如上述的便秘、痔瘡、直腸癌等。另外，胃腸病導致的腸鳴、腹痛、腹瀉、腸癰等都可以取該穴進行治療。

調理腸胃，有效治療大腸疾病

上巨虛穴歸足陽明胃經，為大腸的下合穴，有調和腸

胃、理氣止痛、健脾祛濕、清熱止痢、通腑洩熱、活血散結、祛瘀排膿之功，是治療大腸疾病要穴，主治腸中痛、腹脹、腸鳴、泄瀉、痢疾等。

現代醫學新用法

現代臨床上常用於治療消化系統疾病，如急性細菌性痢疾、急性腸炎、急性單純性闌尾炎、胃腸炎、疝氣、便秘、消化不良；運動系統疾病，如腦血管病後遺症、下肢麻痺或痙攣、膝關節腫痛、腳氣等。

功效指壓

坐位微屈膝，腰微前傾，用拇指指腹點揉一側上巨虛穴。點揉時的力度要均勻、柔和、滲透，不能與皮膚表面形成摩擦。

每天早晚各一次，每次 2～3 分鐘，兩側上巨虛穴交替進行點揉。

小叮嚀

選擇合適的按摩環境：按摩是人人可操作的放鬆及保健方法，在任何環境下都可進行，但一個幽雅、整潔、安靜、舒適的環境必然有利於心理及生理上的放鬆。按摩時可播放喜歡的輕音樂，噴灑少量的香水或空氣清新劑，營造一種良好的氛圍；減少按摩過程中可能出現的打擾，如電話鈴響等。

◆ 條口穴──小腿諸疾條口取 ◆

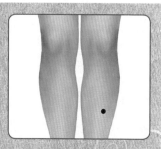

條，指長條之形。本穴處肌肉凹陷有如條口形狀，故名條口。該穴出自《針灸甲乙經》的「脛痛，足緩失履，濕痺，足下熱，不能久立，條口主之」。

正坐屈膝，足三里直下，於外膝眼與外踝尖連線之中點同高處取穴。

點揉條口穴，腿部氣血通

條口穴有疏經活血的作用，腿部經絡氣血暢通了，腿部的各種不舒服自然也就得以緩解。條口穴對於下肢痿痺、轉筋以及脘腹疼痛都有比較好的效果。

現代醫學新用法

現代醫學常用於治療：運動系統疾病，如膝關節炎、下肢癱瘓；其他，如胃痙攣、腸炎、扁桃體炎。

功效指壓

坐位微屈膝，腰部前傾，用拇指指腹點揉一側條口穴。點揉時的力度要均勻、柔和、滲透，不能與皮膚表面形成摩擦。每天早晚各一次，每次 2～3 分鐘，兩側條口穴同時或交替進行點揉。

◆ 豐隆穴──祛全身有形、無形之痰 ◆

豐，豐滿也；隆，指隆起。穴在伸趾長肌外側和腓骨短肌之間，該處肌肉豐滿隆起，故名豐隆。正坐屈膝或仰臥位取穴，膕橫紋與外踝高點連線的中點，脛骨前嵴外二橫指，按之痠痛明顯處。

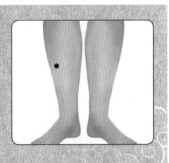

去脂減肥，擁有苗條好身材

由於豐隆穴有祛痰的功效，臨床上常被醫生用作減肥必選的穴位。一些久治難癒的疾病，例如久治不癒的眩暈、頭痛及下肢痿痹等，也可取其治之。本穴因具有清胃瀉火、消腫止痛之功，故用於治療咽喉腫痛等。

現代醫學新用法

現代醫學常用於治療：神經系統疾病，如失眠、神經衰弱等；心腦血管疾病，如高血壓、腦出血、腦血管病後遺症等；呼吸系統疾病，如支氣管炎、哮喘、胸膜炎等。

功效指壓

坐位微屈膝，腰部前傾，用拇指指腹點揉同側豐隆穴。點揉時的力度要均勻、柔和、滲透。早晚各點揉一次，每次 2～3 分鐘，兩側豐隆穴同時或交替點揉。

◆ 陰陵泉穴——潤腸通便，有助減肥 ◆

陰陵泉穴在小腿內側膝下，膝內側為陰，穴位旁有脛骨，內側髁高突如陵，髁下凹陷似泉。

正坐屈膝或仰臥，於膝部內側，脛骨內側髁後下方約與脛骨粗隆下緣平齊處取穴。

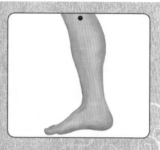

袪除痰濕，趕走贅肉

對於肥胖，現代醫學認為是由於高能量物質攝入過多，導致脂肪在體內積累所造成的。中醫學認為，人體有痰濕之邪，多是由脾虛運化水濕不利引起，進而導致痰濕蘊藏體內產生肥胖。因此，中醫的減肥方法是找到「痰濕為患」的病因，袪除體內的痰濕。

脾經的合水穴——陰陵泉，在小腿內側的脛骨內側髁下方凹陷處，是全身袪除濕邪的要穴，凡是濕邪為患皆可取該穴袪濕。經常按揉陰陵泉穴，可以起到潤通腸道，輕鬆排便的作用。

健脾利濕，治療多種疾病

陰陵泉穴為足太陰脾經的合水穴，是脾經脈氣所注之處，為健脾袪濕利水要穴，具有健脾化濕、通利三焦、清熱利尿之功，主治水腫、小便不利、失禁、陰莖痛、婦人

◆ 特效穴袪病不求人

陰痛、遺精等。

本穴還具有舒筋活絡、通利關節、祛風除濕之功，主治膝痛、小腿內側痛等。

現代醫學新用法

現代醫學常用於治療：泌尿生殖系統疾病，如遺尿、尿瀦留、尿失禁、尿路感染、腎炎、遺精、陽痿；消化系統疾病，如消化不良、腹水、腸炎、痢疾；婦科疾病，如陰道炎、月經不調；皮膚疾病，如神經性皮炎、銀屑病；其他，如失眠、膝關節炎。

功效指壓

兩腿盤坐，以一手拇指指腹點揉陰陵泉穴。點揉的力度要均勻、柔和、滲透，使力量深達深層局部組織，以有痠痛感為佳。早晚各一次，每次點揉 3～5 分鐘，兩側陰陵泉穴交替點揉。

小叮嚀

防止按摩後的異常反應：按摩後，原有病痛沒有馬上減輕，但休息一段時間後逐漸消失，說明原來的按摩效果仍在發揮作用，加上體內的自身調節，最終達到治癒的目的。按摩時，如被按摩者肌肉不夠放鬆，可造成腰部、背部挫傷及岔氣等。若按摩者動作粗暴，用力過猛，如牽拉法、扳法操作不當，可造成關節或軟組織扭傷、拉傷等。

◆ 承山穴——治療腰腿疼痛之要穴 ◆

承山穴又叫魚腹、玉柱，為人體足太陽膀胱經上的重要穴位，具有「運化水濕、固化脾土」的功用。俯臥位，下肢伸直，足趾鋋而向上，其腓腸肌部出現人字形陷紋，從其尖下取穴。

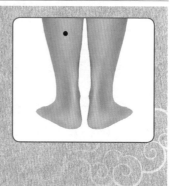

通經脈、止疼痛的要穴

該穴出自《靈樞・衛氣》的「氣在脛者，止之於氣街與承山、踝上以下」。該穴位置又像是在魚肚子上一樣，故而別名魚腹，肉柱。承山穴具有理氣止痛、舒筋活絡、消痔的作用。臨床上，多用於治療肩周炎、落枕、腰肌勞損、急性腰扭傷、坐骨神經痛、膝蓋勞累、便秘、痔瘡、脫肛、痛經、腰背痛、腰腿痛、小腿肚抽筋、下肢癱瘓、腓腸肌痙攣、腓腸肌勞損、足部勞累、小兒驚風等症。

點按承山，治療肩周炎

承山穴配合條口穴，治療肩周炎有奇效。條口穴屬足陽明胃經，承山穴屬足太陽膀胱經，二者經氣上行，同時相交於肩部，所以能有效治療肩周炎。

經常點擊這兩個穴位，還可清除腿部毒素，勻稱腿部線條，消除長久站立或行走所造成的疼痛。

◆ 特效穴祛病不求人

按壓承山，治療落枕

中醫認為，之所以會出現落枕，是膀胱經經氣不利所致。承山穴是膀胱經上的要穴，具有「運化水濕」的功效。因此，刺激此穴能調節膀胱經絡，疏通經氣，消除症狀。治療時，應讓患者俯臥在床上，用拇指指腹用力按壓承山穴。

點按承山，治療腿抽筋

承山穴是人體足太陽膀胱經上的重要穴位之一，當小腿肌肉痙攣時可透過按摩、拉伸痙攣部位的肌肉來促進血液循環，按壓此穴可通腿腳經絡而緩解症狀。

【具體方法】用拇指用力點按承山穴，並堅持點住不放鬆，直至肌肉痙攣緩解為止。

現代醫學新用法

現代常用於治療：運動系統疾病，如腰肌勞損、坐骨神經痛、腓腸肌痙攣、下肢癱瘓；其他，如痛經、小兒驚風。

功效指壓

被施術者俯臥位，施術者用拇指指腹點揉承山穴。點揉的力度要均勻、柔和、滲透，使力量深達深層局部組織，以有痠痛感為佳。早晚各一次，每次點揉 3～5 分鐘，兩側承山穴交替點揉。

◆ 地機穴——掐地機可止急性腹瀉 ◆

地,土為地之體,意指足太陰脾土;機,要也。本穴為足太陰之郄穴,為足太陰氣深聚之要穴,故名地機。地機別名脾舍、太陰郄、地箕。正坐或仰臥,於陰陵泉直下 3 寸,脛骨內側面後緣處取穴。

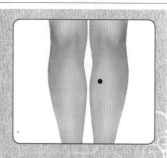

按摩地機,治療急性腹瀉

本穴歸足太陰脾經,有健脾益氣、理氣和胃之功,用於治療腹痛、腹脹、泄瀉、痢疾等,尤其擅長治療腹瀉。本穴為脾經郄穴,主治血證,有活血化瘀、止血之功。

現代醫學新用法

本穴出現壓痛提示有胰腺疾病,與胰俞、中脘、水分互參可診斷急性胰腺炎。現代醫學常用於治療:婦科疾病,如乳腺炎、功能性子宮出血、陰道炎等。

功效指壓

兩腿盤坐,以一手拇指指腹點揉地機穴。點揉的力度要均勻、柔和、滲透,使力量深達深層局部組織,以有痠痛感為佳。早晚各一次,每次點揉 3～5 分鐘,兩側地機穴交替點揉。

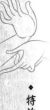

◆ 特效穴祛病不求人

◆ 蠡溝穴──同時保健肝膽二經的穴位 ◆

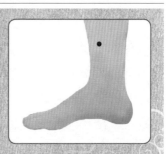

　　蠡，瓢勺也。穴在內踝上 5 寸，因近穴位之腿肚形如瓢勺，脛骨之內猶如渠溝，故而得名。正坐或仰臥位，按「標準定位」取穴於足內踝尖上 5 寸，脛骨內側面作一水平線，當脛骨內側面下 1／3 交點處取穴。

經常按揉，保健肝膽

　　蠡溝穴是足厥陰肝經的絡穴，從此穴處發出經絡線聯繫肝與膽。經常按揉這個穴位，可起到保健肝膽的作用。

現代醫學新用法

　　現代醫學常用於治療：泌尿生殖系統疾病，如膀胱炎、尿道炎、睪丸炎、陰囊濕疹、腸疝痛、遺精、陽痿、性功能亢進、月經不調、子宮內膜炎、功能性子宮出血、宮頸糜爛、尿瀦留；其他，如精神病、脊髓炎、心動過速等。

功效指壓

　　兩腿盤坐，以拇指指腹點揉蠡溝穴。點揉的力度要均勻、柔和、滲透，使力量深達深層局部組織，以有痠痛感為佳。早晚各一次，每次點揉 3～5 分鐘，兩側蠡溝穴交替點揉。

◆ 三陰交穴──女人不可不知的特效穴位 ◆

三陰交穴具有健脾胃、益肝腎、調經帶的作用，主治月經不調、閉經、腹痛、腹脹、腸鳴、腹瀉、不孕、難產、陽痿、遺精、崩漏、帶下、陰挺、疝氣、足痿、

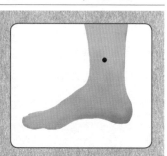

神經性皮炎、失眠、神經衰弱等症，尤其對調治婦科問題效果顯著。三陰交穴，又名太陰，是足太陰脾經經穴。正坐或仰臥，內踝尖直上 4 橫指（3 寸）處，脛骨內側面後緣取穴。

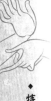

按揉此穴，保持女性魅力

三陰交為足太陰、足少陰、足厥陰經交會穴，刺激它可促進這三條經脈的暢通，養護子宮和卵巢，使女性睡眠充足，面色紅潤，時時神采飛揚。

【具體方法】每天晚上 5～7 點，用力按揉三陰交穴 15 分鐘，或者取坐位，小腿放於對側大腿上，中指按於對側懸鐘穴，拇指按於三陰交穴，同時用力按揉 20～30 次，以有酸脹感為度。

功效指壓

兩腿盤坐，以一手拇指指腹點揉三陰交穴。點揉的力度要均勻、柔和、滲透，使力量深達深層局部組織。早晚各一次，每次點揉 3～5 分鐘，兩側三陰交穴交替點揉。

特效穴祛病不求人

◆ 復溜穴──汗多可止汗，汗少可發汗 ◆

復，指返還；溜，同流。足少陰脈氣由湧泉經然谷、內踝後之太谿，下行大鐘、水泉，再繞至照海，復從太谿直上而流於本穴，故名復溜。正坐垂足或仰臥位，太谿直上2寸，跟腱的前方，按之痠痛明顯處。

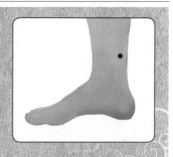

按摩復溜，補足腎氣

本穴為足少陰腎經之金穴，金能生水，虛則補其母，故本穴有補腎氣、滋腎陰、健脾止瀉、利水消腫之功，用於治療泄瀉、水腫、腸鳴、腿腫等。經常按摩對腰脊強痛和下肢痿痺都有很好地預防和治療作用。

現代醫學新用法

現代醫學常用於治療：消化系統疾病，如痢疾、泄瀉、便秘；五官科疾病，如耳鳴、耳聾、青盲、暴盲、近視眼；泌尿生殖系統疾病，如尿路感染、腎炎、遺精。

功效指壓

坐位屈膝，以拇指指腹點揉復溜穴。點揉的力度要均勻、柔和，使力量深達深層局部組織，以有痠痛感為佳。早晚各一次，每次點揉3～5分鐘，兩側復溜穴交替點揉。

◆ 太谿穴──提供腎動力，為補腎要穴 ◆

太谿穴為腎經原穴、足少陰腎經的腧穴，是腎經經氣最充足的地方，能激發腎經動力，維持腎臟正常活動，提高腎功能，因此是腎臟的大補之穴。太谿穴被古人稱為「回陽九穴之一」。正坐或仰臥位，於內踝後緣與跟腱前緣的中間，與內踝尖平齊處取穴。

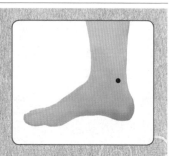

按揉太谿，溫補腎陽，治療多種疾病

現在太谿穴在臨床上常用於治療腎功能不全、四肢乏力、水腫、氣喘、關節炎、風濕、脫髮等症。

【具體按摩方法】取坐位，用拇指點壓太谿穴約 1 分鐘，然後順時針方向按揉 1 分鐘，逆時針方向按揉 1 分鐘，以局部有酸脹感為佳。同時，刺激太谿穴，讓腎臟氣血充足，維繫腎臟的正常功能活動。

【按揉太谿的具體方法】用右手的拇指揉左邊太谿，要力度適中，有酸脹感即可；相對地，再用左手揉右邊太谿。

功效指壓

坐位屈膝，以拇指指腹點揉太谿穴。點揉力度均勻、柔和，以有痠痛感為佳。早晚各一次，每次 3～5 分鐘，兩側交替點揉。

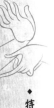

◆ 照海穴──補腎又滋養，治療咽疾要穴 ◆

照海穴屬足少陰腎經，通陰蹻脈，具有「滋腎清熱、通調三焦」之功用，可用於治療慢性咽炎等咽喉疾病，還可用於治療胸悶氣短、肩周炎、失眠、便秘、癲癇及月經不調等疾病。正坐垂足或仰臥位，於內踝尖垂線與內踝下緣平線之交點略向下之凹陷處取穴。

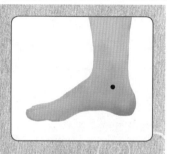

掐按照海，告別失眠

照海穴是腎經大穴，本來就有滋陰固腎之功，它又與膀胱經相絡，膀胱經支脈從肺而出。因此，可壯水控火，重新溝通心腎，調節陰陽平衡，常常加以按揉，可治療心腎不交型失眠。

【按摩法】取坐位，用拇指指甲掐按照海穴3分鐘。

配合常規穴位，點按治療漏肩風

漏肩風多屬氣血不足，寒邪內生或入侵筋骨，並滯於經絡所致。按揉照海穴，可使「肺」這一氣血生化的重要場所重新活躍起來，補益氣血，溫養筋骨，驅趕寒邪之氣，治療疾病。此法需配合常規穴位進行治療。

【照海穴的按摩手法】施治者以中指點穴，並配以揉、擦等手法，反覆對此穴進行按摩。

◆ 懸鐘穴──讓寶寶聰明的穴位 ◆

懸，指懸掛；鐘，聚也。穴為足少陽脈氣聚注之處，因穴在外踝上 3 寸，未及於足，猶如懸掛之狀，故名懸鐘。

正坐垂足或臥位，從外踝尖向腓骨上摸，當腓骨後緣與腓骨長、短肌腱之間凹陷處取穴。

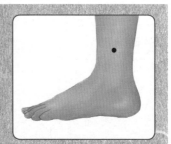

培養天才寶寶的神奇穴位

在小腿的外側下方有一個很重要的穴位─懸鐘穴，中醫認為「髓會懸鐘」、「腦為髓海」。按揉懸鐘穴有助於骨髓和腦髓的生成，骨髓的生命力旺盛，則骨骼強壯，身體的生長發育迅速；腦髓的功能活動活躍，則大腦發育完善，寶寶就會變得聰明伶俐。

按摩懸鐘穴，強筋健骨

懸鐘穴為八會穴之一，髓之會，髓居骨中並充養於骨，故有強筋健骨、舒筋活絡、祛風散寒之功，主治半身不遂、頸項強痛、膝腿痛、腳氣等。

本穴歸足少陽膽經，有調暢氣機、理氣活血、消腫止痛之功，用於治療胸腹脹滿、脅肋疼痛等症。

◆ 特效穴祛病不求人

現代醫學新用法

現代醫學常用於治療：腦血管病後遺症、肋間神經痛、下肢癱瘓、踝關節及周圍軟組織疾病、脊髓炎、腰扭傷、落枕、坐骨神經痛、踝關節及其周圍軟組織疾病、足內翻、足外翻、軟骨病、頭痛、扁桃體炎、鼻炎、鼻衄等。

功效指壓

坐位微屈膝，腰部彎曲，以雙手拇指指腹分別點揉兩側的懸鐘穴。點揉的力度要均勻、柔和、滲透，使力量深達深層局部組織，以有酸脹感為佳，切忌用蠻力。

每天早晚各一次，每次 3～5 分鐘，可以雙側同時或者交替點揉。

小叮嚀

正確掌握按摩時間：一般 30～40 分鐘，具體情況具體安排。經常按摩的穴位是合谷、足三里、關元、三陰交等養生穴。睡前按摩可消除疲勞，利於入睡。清晨按摩可消除睡眠帶來的水腫，提高化妝品的附著性。時間分配依部位而定。重點部位時間長些，次要或輔助部位短些。時間長短依按摩者的功力和被按摩者的體質而定。功力好的可時間久一些，身體虛弱的儘量少做手法。無須每天按摩，一般 1 週 2～3 次。

第 6 章 ◆ 下肢特效保健袪病穴

◆ 丘墟穴——忠誠於膽囊的穴位 ◆

丘，指土丘；墟，丘之大者。丘墟，意喻足外踝。穴當外踝前下方，故得名。此穴出自《靈樞·本輸》的「過於丘墟」。別名丘虛、邱墟。取正坐垂足著地或側臥，於外踝前下方，凹陷處取穴。

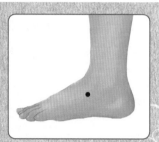

按揉丘墟穴，緩解身體不適

膽經走行於身體的外側面，當身體的外側面發生疾病時，大多是由於膽經出現了異常所致。在腳踝外側前下方凹陷處便是膽經的原穴——丘墟穴。

每個經的原穴都可以治療該經或是該經所對應的臟腑所發生的病變。凡是身體的一側出現疾病，比如偏頭痛、目赤腫痛、頸項痛、腋窩下腫、外踝腫痛等，都可以選丘墟穴來進行治療。

舒筋活絡，緩解疼痛

本穴有舒筋活絡、祛風濕、利關節、止痹痛之功，主治頸項痛、下肢痿痹、外踝腫痛、中風偏癱等。

清熱化濕，清肝明目

本穴為足少陽膽經原穴，肝開竅於目，與膽相表裏，

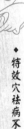

◆特效穴祛病不求人

具有疏散少陽風熱、清肝明目、理氣解鬱、清熱化濕、消腫止痛、恢復精神之功，主治胸脅痛、腋下腫、目赤腫痛、目生翳膜、疝氣等。

現代醫學新用法

現代醫學常用於治療運動系統疾病，如膝關節及周圍軟組織疾病、坐骨神經痛、下肢癱瘓、肩周炎、落枕、腰扭傷；消化系統疾病，如肝炎、膽結石、膽絞痛、膽道蛔蟲症、膽囊炎、習慣性便秘；皮膚病，如濕疹、風疹、蕁麻疹等。

功效指壓

取坐位屈膝，腰部前傾，用拇指指腹點揉丘墟穴。按摩點揉時的力度要均勻、柔和、滲透，不能在皮膚表面形成摩擦。每天早晚各一次，每次 2～3 分鐘，兩側丘墟穴同時或交替點揉。

小叮嚀

按摩後的正常反應：按摩後，被按摩者感到舒適、輕鬆，原有病痛明顯減輕。少數人感覺輕微不適（疲乏、肌肉酸脹、局部充血、皮膚溫度增高、局部疼痛、瘀斑等），這與被按摩者的體質、適應力，按摩者的手法熟練度、刺激量、操作時間有關，多屬正常的生理保護性反應，一般在短時間內會自行消失。

◆ 崑崙穴──對抗多重疼痛 ◆

崑崙穴為五輸穴之經穴，五行屬火，具有安神清熱、舒筋活絡的作用。臨床上多用於治療鼻衄、頸僵硬、腰骶疼痛、坐骨神經痛、神經性頭痛、眩暈、下

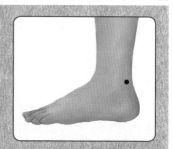

肢癱瘓、膝關節炎、踝關節扭傷、膝關節周圍軟組織疾病、甲狀腺腫大、腳氣、胎盤滯留、痔瘡、足踝腫痛、癲癇、滯產等。

正坐垂足著地或俯臥，當外踝尖與跟腱之間的凹陷中，按之痠痛明顯處即是崑崙穴。

被廣泛應用於臨床的止痛要穴

崑崙穴是膀胱經水的高源，只要此處經水通達便不會發生疼痛。

崑崙又屬五輸穴之經穴，「所行為經」，故而在臨床上應用範圍廣泛。

本穴為足太陽膀胱經的經火穴，太陽主表，故本穴具有疏散風熱、清頭目、開鼻竅之功，主治頭痛、目眩、鼻出血等。

本穴位居足跟，具有舒筋活絡、通利關節、祛風除濕、散寒止痛之功，主治項強、肩背拘急、腰痛、腳跟痛等。

◆ 特效穴祛病不求人

撥動崑崙，按揉承山，腰背不痛

崑崙穴和承山穴都是足太陽膀胱經上的要穴，兩者配合，可有效治療腰背疼痛，尤其對勞累或運動過度造成的腰背痠痛有奇效。

勞累或運動過度造成的腰背疼痛一般由肌肉緊張、經絡不暢、氣血不通所致。

刺激膀胱經上的這兩個穴位，可「化血為氣」，疏通經絡，緩解機體緊張狀態，改善症狀。

現代醫學新用法

現代醫學常用於治療：運動系統疾病，如膝關節炎、膝關節周圍軟組織疾病、踝關節扭傷、下肢癱瘓；神經系統疾病，如坐骨神經痛、神經性頭痛；其他，如內耳性眩暈、高血壓、甲狀腺腫大、腳氣、佝僂病、胎盤滯留、痔瘡出血。

功效指壓

被施術者俯臥位，施術者用拇指指腹點揉崑崙穴。點揉的力度要均勻、柔和、滲透，使力量深達深層局部組織，以有痠痛感為佳。

每天早晚各一次，每次點揉 3～5 分鐘，兩側崑崙穴交替點揉。

◆ 申脈穴——矯正外八步態的穴位 ◆

申，與「伸」通，含屈伸蹻脈之意；脈，指陽蹻脈。穴通陽蹻脈，為陽蹻所生也，擅長治療筋膜拘急、屈伸不利等病症，故名申脈。

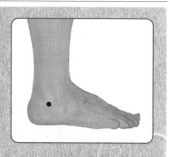

正坐垂足著地或仰臥位，在外踝直下 0.5 寸，前後有筋，上有踝骨，下有軟骨，其穴居中。

糾正不良走路姿勢

在生活中，每個人走路的姿勢各異，大多屬於正常的範圍，但是有一些較嚴重的畸形走路姿勢，屬於不正常的範圍。

那些很不雅觀的走姿，應予以矯正，比如內八步態、外八步態、「O」形腿、「X」形腿等。

在中醫經絡學中，按揉相應的穴位，可以矯正這些不良的走路姿勢。

比如：堅持按揉申脈穴，可以矯正外八步態。申脈穴位於足外踝高骨正下方的凹陷處，是陽蹻脈發出的穴位。陽蹻脈走行於身體的外側，向上到眼睛的內側角，如果陽蹻脈出現問題而痙攣，就會導致外八步態。

不僅如此，申脈穴還能治療頭痛、眩暈，以及失眠、癲癇等。

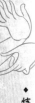

◆ 特效穴祛病不求人

通經絡，利關節

申脈穴為八脈交會穴之一，通於陽蹻，陽蹻為病，陽緩而陰急，故本穴有通經絡、祛風寒、利關節之功，主治腰痛、足脛寒、不能久坐等。

寧心安神，通絡止痛

本穴歸足太陽膀胱經，膀胱經經於腦，腦為元神之府，故有寧心安神、化痰定志之功，主治癲狂、癎證、失眠等。

太陽經又主表，故本穴還有清熱疏風、通絡止痛之功，主治頭痛、眩暈、項強等。

現代醫學新用法

現代常用於治療：神經系統疾病，如頭痛、腦脊髓膜炎、內耳性眩暈、坐骨神經痛、精神分裂症；運動系統疾病，如下肢癱瘓、關節炎、踝關節及其周圍軟組織扭傷；其他，如腸炎、腦血管病後遺症。

功效指壓

被施術者仰臥位，施術者用拇指指腹點揉申脈穴。點揉的力度要均勻、柔和、滲透，使力量深達深層局部組織，以有痠痛感為佳。

每天儘量做到早晚各一次，每次點揉 3～5 分鐘，兩側申脈穴交替點揉。

◆ 公孫穴——補脾、安神之要穴 ◆

公孫穴位於脾經上，且聯絡足陽明胃經，通衝脈，是八脈交會的要穴。具有補脾和胃、調心安神的功用，可治療胃痛、痢疾等胃腸疾病和心煩、失眠等神經系統疾病。

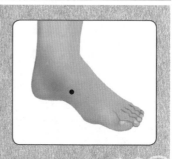

此穴位於人體腳內側，第 1 蹠骨基底前下方的四陷中，赤白肉際處。

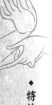

調理公孫，補脾化瘀

人體內的十二經中，只有衝脈可涵養這十二經的全部氣血，因此調理衝脈便可全面疏導十二經氣血。公孫穴通衝脈，對舒筋、引血、行瘀有重要作用。

透透按壓公孫穴消除血氣阻滯的方法是：找準穴位，以拇指稍用力按壓，以有明顯酸脹感為度。

刺激公孫，改善便秘

中醫認為，便秘可以與脾、腎虛弱，寒邪內生或外侵有關。脾、腎陽氣不足，氣血運行不暢，便會在體內滋生虛火，形成內結。公孫穴通衝脈，以掐按等方法強刺激此穴可疏導全身血氣，改善脾虛腎弱，滋陰降火，加快小腸蠕動，從而改善便秘。

◆ 特效穴袪病不求人

240

【按摩公孫穴的具體方法】用對側拇指指尖掐按公孫穴 1 分鐘，再順時針方向揉按 2 分鐘，以局部有酸脹感為度。

按摩公孫，消除感冒

對風寒感冒造成的胃部不適、頭痛、咽痛，可用溫和按摩公孫穴來治療。

由於「脾」主升，而風寒引起的虛火燥氣沉降，燥氣過多沉降在胃部，脾經的氣自然就提升不上去，便會出現胃部不適和上述症狀。

按摩公孫穴，可消除胃火，補益脾氣，改善胃部不適和其他感冒症狀。

【具體方法】取坐位，用拇指指端順時針方向按揉公孫穴 2 分鐘，再點按 30 秒，以局部酸脹為度。

刺激公孫，緩解痛經

衝脈起於胞宮，胞宮是人體涵精納血的地方，因此，與女性行經有重要關係。公孫穴通衝脈，以重力掐按行瀉法強刺激此部位，可改善女性經期血氣運行，消除寒滯引起的氣血不暢，緩解疼痛。配合刺激關元穴，同時調節任脈和衝脈，效果更佳。

◆ 太白穴——保護脾臟，袪除脾虛 ◆

太，大也，始也。穴屬脾經土穴，土生金，金色白，穴為金氣始。又太白為星座名，即金星，亦含土能生金之意，故以名之。

正坐垂足，在第 1 蹠骨小頭後下方取穴。

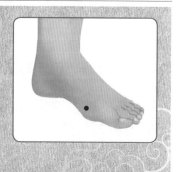

按揉太白穴，遠離脾虛煩惱

此穴集脾經的原穴與腧穴於一身，不但能治療上述脾功能異常時出現的症狀，而且能治療身體困重疼痛，是脾經上的重要穴位。

按揉太白穴，治療脾胃疾病

太白穴為脾經原土穴，善治療脾胃病，具有健脾益氣、理氣和胃、降逆止嘔、袪濕止瀉、消食化滯、通腑洩熱之功效，主治胃痛、嘔吐、腹脹、泄瀉、腸鳴等。

功效指壓

兩腿盤坐，以一手拇指指腹點揉太白穴。點揉的力度要均勻、柔和、滲透，使力量深達深層局部組織，以有痠痛感為佳。早晚各一次，每次點揉 3～5 分鐘，兩側太白穴交替點揉。

◆ 隱白穴──經期量多，隱白最有效 ◆

坐位垂足或仰臥，於足大趾趾甲內側緣線與基底部線之交點處取穴。

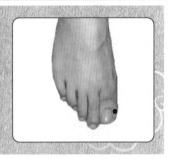

統攝血液的大穴

隱白穴為足太陰脾經的井穴，在月經間隔期經常掐按，堅持一段時間，就會消除經期量多的煩惱。該穴不但對婦科出血有效，對便血、尿血等慢性出血證也有特效。

現代醫學新用法

現代醫學常用於治療五官科疾病，如牙齦出血；神經系統疾病，如精神分裂症、神經衰弱、休克、小兒驚風、昏厥；消化系統疾病，如消化道出血、腹膜炎、急性胃腸炎。

功效指壓

兩腿盤坐，以一手拇指指尖掐按隱白穴。掐按的力度以能耐受為度，注意不要掐破皮膚。

每天儘量做到早晚各一次，每次 2～3 分鐘，兩側隱白穴交替掐按。

◆ 解谿穴——保護踝關節的衛士 ◆

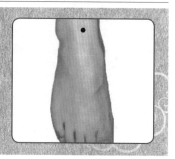

正坐垂足或仰臥位取穴，足部背伸時，在踝關節上方可見兩個明顯繃起的大筋，在兩大筋之間，按之痠痛明顯處即為本穴。

立竿見影，緩解扭傷疼痛

踝關節扭傷後，有什麼辦法可以緩解疼痛呢？在踝關節背側有一個大的凹陷處，是足陽明胃經的經穴——解谿穴，當踝關節扭傷時，按揉這個穴位，可以起到立竿見影的緩解作用。

刺激解谿穴，清火去熱

本穴為足陽明胃經火穴，是經氣所行之處，具有瀉胃火、清頭目、通絡止痛之功，主治頭痛、眩暈、眉棱骨痛、頭面水腫、目赤等。如《針灸大成》載本穴治頭風、面赤、目赤、眉棱骨痛不可忍。

現代醫學新用法

現代醫學常用於治療：神經系統疾病，如癲癇、精神病、腓神經麻痺；運動系統疾病，如踝關節周圍組織扭傷、足下垂；其他，如高血壓。

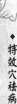

◆ 內庭穴——牙痛的剋星 ◆

正坐垂足或仰臥位，當第 2、第 3 趾間縫的紋頭上，按之痠痛明顯處。

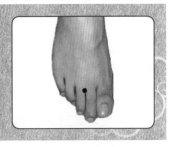

按揉內庭穴，牙痛不再來

此穴是足陽明胃經的滎穴，「滎主身熱」，滎穴尤其善於治療熱證，故內庭穴對於胃火引起的牙痛療效卓著。對於胃火引起的五官熱性病症，比如咽喉腫痛、鼻衄等，以及胃腸炎導致的吐酸水、腹瀉、痢疾、便秘等都屬於該穴的治療範圍。

現代醫學新用法

現代醫學常用於治療：五官科疾病，如牙痛、牙齦炎、扁桃體炎；消化系統疾病，如胃痙攣、胃炎、急性腸炎。

功效指壓

在按壓時，坐位屈膝，腰部前傾，用拇指指腹點揉內庭穴。點揉時的力度要均勻、柔和、滲透，不能與皮膚表面形成摩擦。

每天早晚各一次，每次 2～3 分鐘，兩側內庭穴同時或交替點揉。

◆ 足臨泣穴——呵護女性的腳上穴位 ◆

臨，含上對下之意；泣，肝之液，肝開竅於目。此穴為足少陽之腧穴，屬木，應肝，其氣上通於目，主治目疾。穴臨於足，又與頭臨泣相對應，故名足臨泣。該穴出自《靈樞・本輸》的「注於臨泣」。

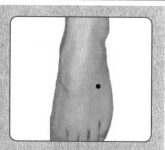

正坐垂足或仰臥位取穴，第 4 跖趾關節的後方，按之痠痛明顯處。

女性的守護神

足臨泣與頭臨泣一樣，都能夠治療偏頭痛、目赤腫痛等膽經疾病。

此外，由於足臨泣還與帶脈穴相通，而帶脈是專門呵護女性、預防和治療各種婦科疾病的經脈，所以該穴對於婦科疾病有很好的治療、調理作用。

如果月經推遲或提前到來，都可由按揉足臨泣使月經恢復正常。

平肝熄風，調和氣血

本穴歸於足少陽膽經，具有疏肝利膽、理氣活血、利脅止痛、通乳絡、消癥腫之功，主治脅肋痛、乳癰、瘰癧、中風偏癱等。

◆ 特效穴祛病不求人

按揉足臨泣，清肝明目

足臨泣穴為八脈交會穴之一，通於帶脈，具有平肝熄風、清肝明目、通絡止痛之功，主治頭痛、目眩、目外眥痛等。

按揉足臨泣，防中風

足臨泣穴為膽經腧穴，故有祛風除濕、舒筋活絡、調和氣血、祛瘀止痛之功，主治中風偏癱、痛痹不仁、足跗腫痛等。

現代醫學新用法

現代醫學常用於治療：精神系統疾病，如頭痛、眩暈、中風癱瘓；生殖系統疾病，如月經不調、胎位不正、乳腺炎；五官科疾病，如耳聾、結膜炎、淚囊炎；運動系統疾病，如腰肌勞損、足扭傷；其他，如肺結核、吐血、腋淋巴結炎。

功效指壓

坐位屈膝，腰部前傾，用拇指指腹點揉足臨泣穴。點揉時的力度要均勻、柔和、滲透，值得注意的是，按摩的時候不能與皮膚表面形成摩擦。

每天早晚各一次，每次 2～3 分鐘，兩側足臨泣穴同時或交替點揉。

◆ 俠谿穴──火氣大了取俠谿 ◆

俠，通「夾」；谿，喻穴外溝陷。穴在第4、第5趾夾縫間，故名俠谿。

該穴出自《靈樞·本輸》的「溜於俠谿」。取正坐垂足著地，於足背第4、第5趾趾縫端取穴。

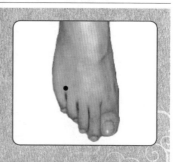

按揉俠谿，瀉肝膽之火

本穴為足少陽膽經滎水穴，滎主身熱，水性寒涼潤下，故本穴有清瀉肝膽實火、疏散少陽風熱、清頭目、利官竅、消腫止痛之功，主治頭痛、眩暈、耳鳴、耳聾、目赤腫痛、頰腫等。

現代醫學新用法

現代醫學常用於治療：神經系統疾病，如中風、高血壓、中風癱瘓；生殖系統疾病，如月經不調、乳腺炎；運動系統疾病，如坐骨神經痛、肋間神經痛、足扭傷。

功效指壓

坐位屈膝，腰部前傾，用拇指指腹點揉俠谿穴。點揉時的力度要均勻、柔和、滲透，不能與皮膚表面形成摩擦。早晚各一次，每次3～5分鐘，兩側俠谿穴同時點揉。

◆ 足竅陰穴——腳上的五官科大夫 ◆

正坐垂足或仰臥位，於第 4 趾爪甲外側緣與基底部各作一線，兩線交點處取穴。

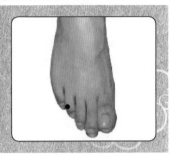

掐按足竅陰，應對突發性耳鳴、耳聾

耳鳴、耳聾、頭痛、眼睛腫痛發紅、咽喉腫痛等，這些症狀往往都是急性的。用指甲掐按足竅陰穴，越是掐按得及時，這些頭面五官的症狀就越容易消除。

現代醫學新用法

現代醫學常用於治療：神經系統疾病，如眩暈、高血壓；生殖系統疾病，如月經不調、胎位不正、乳腺炎；五官科疾病，如結膜炎；運動系統疾病，如肋間神經痛、足扭傷。

功效指壓

坐位屈膝，腰部前傾，用一手拇指指尖掐按對側腳的足竅陰穴。掐按的力度以能耐受為度，注意不要掐破皮膚。每天早晚各一次，每次 3～5 分鐘，兩側足竅陰穴交替掐按。

◆ 至陰穴──預防和糾正胎位不正 ◆

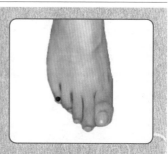

至，指到達；陰，指足少陰。穴在足小趾端，足太陽脈氣由此交接足少陰腎經，故名至陰。該穴出自《靈樞·本輸》的「膀胱出於至陰」，又叫獨陰。

正坐垂足著地或仰臥位，於足小趾趾甲外側緣與基底部各作一線，兩線交點處即是。

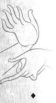

按摩至陰，疏散風熱

至陰穴具有疏散風熱、清頭目、開鼻竅之功效，主治頭痛、目痛鼻塞、鼻出血等。本穴還有清熱通絡之功，用於治療足下熱。

現代醫學新用法

現代醫學常用於治療：神經系統疾病，如腦出血、腦血管病後遺症；五官科疾病，如結膜充血、角膜白斑；其他，如尿瀦留、遺精。

功效指壓

被施術者仰臥位，施術者用拇指指尖掐按至陰穴。掐按的力度以能耐受為度，注意不要掐破皮膚。每天早晚各一次，每次 2～3 分鐘，兩側至陰穴交替掐按。

◆ 大敦穴——護理肝經和肝臟有奇功 ◆

敦，厚也。在足大趾端，喻其趾端敦厚；又穴當厥陰之初，厥陰根於大敦，穴處脈氣聚結至博至厚，故稱為大敦。

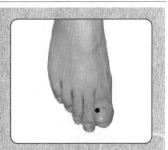

正坐伸足或仰臥位，從大腳趾趾甲外側緣與基底部各作一線，於交點處取穴。

護理肝經有奇功

大敦穴是足厥陰肝經的首穴，是肝經經水發出的穴點。該穴對於肝經經絡出現的疾病以及肝臟本身發生的疾病都具有治療作用。掐按大敦穴，具有保健肝經的作用。

現代醫學新用法

現代醫學常用於治療：婦科疾病，如功能性子宮出血、月經不調、子宮脫垂；泌尿系統疾病，如膀胱炎、前列腺炎、睪丸炎、遺尿、腹股溝嵌頓疝等。

功效指壓

兩腿盤坐，以一手拇指指尖掐按對側大敦穴。掐按的力度以能耐受為度，注意不要掐破皮膚。每天早晚各一次，每次2～3分鐘，兩側大敦穴交替掐按。

◆ 行間穴——肝火旺時選行間 ◆

行，循行，穴在第 1、第 2 趾趾間縫紋端，喻脈氣行於兩趾之間，而入本穴，故名行間。正坐或仰臥位，於足背第 1、第 2 趾趾縫端凹陷處取穴。

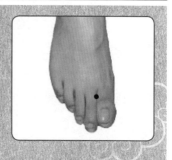

按揉行間瀉肝火

肝火旺時，人很容易發怒，大怒甚至會導致肝火上衝於頭部，出現頭痛、眩暈；上衝於眼睛出現目赤腫痛、目眩、青盲；上衝於耳出現耳鳴、耳聾；上衝於口出現口歪。本穴為足厥陰肝經滎火穴，滎主身熱，故有清瀉肝膽實火、利頭目之功，主治頭痛、目赤痛、眩暈、失眠等。

現代醫學新用法

現代醫學常用於治療：婦科疾病，如功能性子宮出血；神經系統疾病，如神經衰弱、癲癇、失眠；消化系統疾病，如便秘、胃炎；泌尿系統疾病，如膀胱炎、睾丸炎。

功效指壓

兩腿盤坐，以一手食指指尖掐按行間穴。掐按的力度以能耐受為度，注意不要掐破皮膚。每天早晚各一次，每次 2～3 分鐘，兩側行間穴交替掐按。

◆ 特效穴祛病不求人

◆ 太衝穴──治療肝病的首選穴位 ◆

太衝穴有消肝理氣、平肝洩熱、舒肝養血、清利下焦的功用，主治肝病。常用於治療頭痛、目赤、高血壓、遺尿、月經不調、下肢麻痺、腳腫、中風、嘔吐、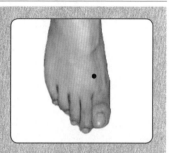小兒驚風、中風等症。太衝穴是肝經原穴，又是足厥陰肝經的腧穴，太衝穴位於足背側，第 1、第 2 蹠骨結合部的凹陷處，取穴時取正坐垂足或仰臥位。

按揉太衝，清肝消氣

太衝是肝經原穴，刺激此穴有助於打通整條肝經的經脈，起到理氣消肝、增強體內血氣供應、疏通鬱結、平息內火的作用。【具體方法】將拇指或食指置於太衝穴上，施力按揉，力度以有酸脹感為宜。

臨床證實，急性肩肘損傷後，太衝穴會有明顯的壓痛感，一邊刺激該穴，一邊讓患者適度活動肩部關節，可起到立竿見影之效。

功效指壓

用拇指或中指指腹點揉太衝穴。點揉的力度要均勻、滲透，以有痠痛感為佳。早晚各一次，每次點揉 3～5 分鐘，兩側太衝穴交替點揉。

◆ 湧泉穴──強腎第一要穴 ◆

湧泉穴，又名「地衝穴」，屬木，是腎經第一穴。湧泉，顧名思義，就是水如泉湧，不過此處湧動的是生命活力之水，也是人體的腎臟反射區，直接反映腎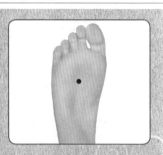臟功能的變化。仰臥或俯臥位，五趾蹠屈，屈足掌，當足底掌心前面正中之凹陷處取穴。

為生命活力之源

人體的穴位不僅功用玄妙，其分佈結構更是奇妙、獨特、有趣。人體上，另有一處穴位，與湧泉穴遙相呼應，這就是立於肩上的「肩井」穴。

肩井穴，與足底的湧泉穴形成一條直線，二穴一「井」一「水」，上下呼應，從「井」上就可直接俯瞰到「泉水」。湧泉穴在足底製造一個強大的氣場，與肩井穴協同作用，共同維護人體生命活動。

推按湧泉穴，強身長壽

湧泉穴是人體兩大「長壽穴」之一。湧泉穴與臟腑、經絡有密切關係，是病灶的反射區，可以刺激此穴，達到防治疾病的目的。推按湧泉穴，可由下到上地調節腎、腎經及全身。由此可見，湧泉穴調節人體各大系統，有整體

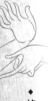

◆ 特效穴祛病不求人

保健的功用，長期按摩「湧泉穴」，可達到延年益壽的目的。

【具體推按方法】用左手小魚際肌部推搓右足湧泉穴，交替進行。用力宜重，手貼足心皮膚，頻率宜快，推按的距離可稍長一些。

此外，擦和點揉湧泉穴也可以起到同樣的效果。

【具體操作方法】擦法，操作時，手臂用力，以手掌作用於湧泉穴，擦熱後用掌心焐一下，再接著擦，反覆2～3分鐘。點揉法，兩腿盤坐，以拇指指腹點揉湧泉穴。點揉的力度要均勻，以有痠痛感為佳。早晚各一次，每次點揉3～5分鐘，兩側湧泉穴交替點揉。

現代醫學新用法

現代常用於治療：神經系統疾病，如昏迷、小兒驚風、癲癇、休克、中風昏迷、癔症、神經衰弱、精神病、頭痛、失眠、眩暈、暈車、暈船、中暑；泌尿生殖系統疾病，如遺尿、尿瀦留、腎炎、陽痿等。

功效指壓

湧泉穴常見的保健手法有：推、揉、摩、敲、踩。其中最簡單也最易操作的方法是踩。

此外，也可以坐在椅子上，用腳底轉動球狀物，達到按摩湧泉穴的目的。

另外，用手指壓湧泉穴，可輔助腦出血後的康復，還可治療鬚髮早白。

國家圖書館出版品預行編目資料

特效穴祛病不求人　孫呈祥／主編.
——初版，——臺北市，品冠文化，2016［民 105.12］
面；21 公分—（健康絕招；3）
ISBN　978-986-5734-58-9（平裝）
1. 穴位療法　2. 經穴　3. 按摩
413.915　　　　　　　　　　　　　　　105019217

特效穴祛病不求人

主　　編／孫呈祥
責任編輯／張東黎
發 行 人／蔡孟甫
出 版 者／品冠文化出版社
社　　址／臺北市北投區（石牌）致遠一路2段12巷1號
電　　話／（02）28233123，28236031，28236033
傳　　真／（02）28272069
郵政劃撥／19346241
網　　址／www.dah-jaan.com.tw
E - m a i l ／ service@dah-jaan.com.tw
登 記 證／北市建一字第 227242 號
承 印 者／傳興印刷有限公司
裝　　訂／眾友企業公司
排 版 者／菩薩蠻數位文化有限公司
授 權 者／山西科學技術出版社
初版1刷／2016 年（民 105 年）12 月

定價／ 240 元

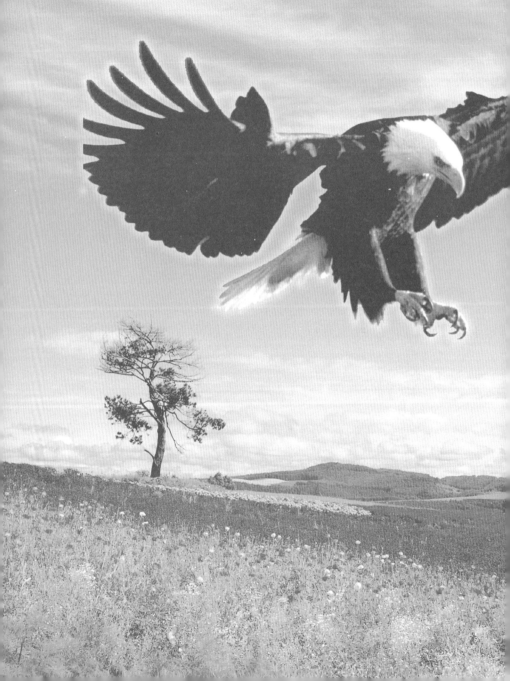

大展好書　好書大展
品嘗好書　冠群可期

大展好書　好書大展

品嘗好書·　冠群可期